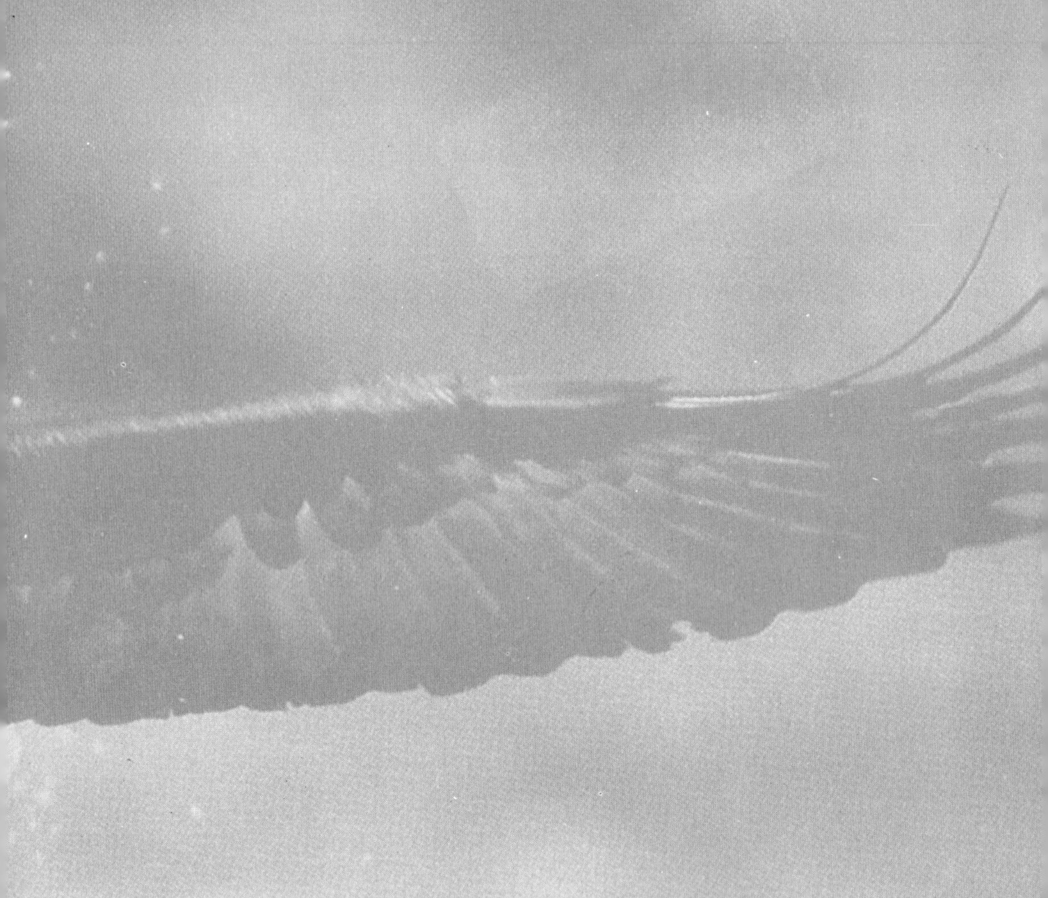

大展好書 好書大展

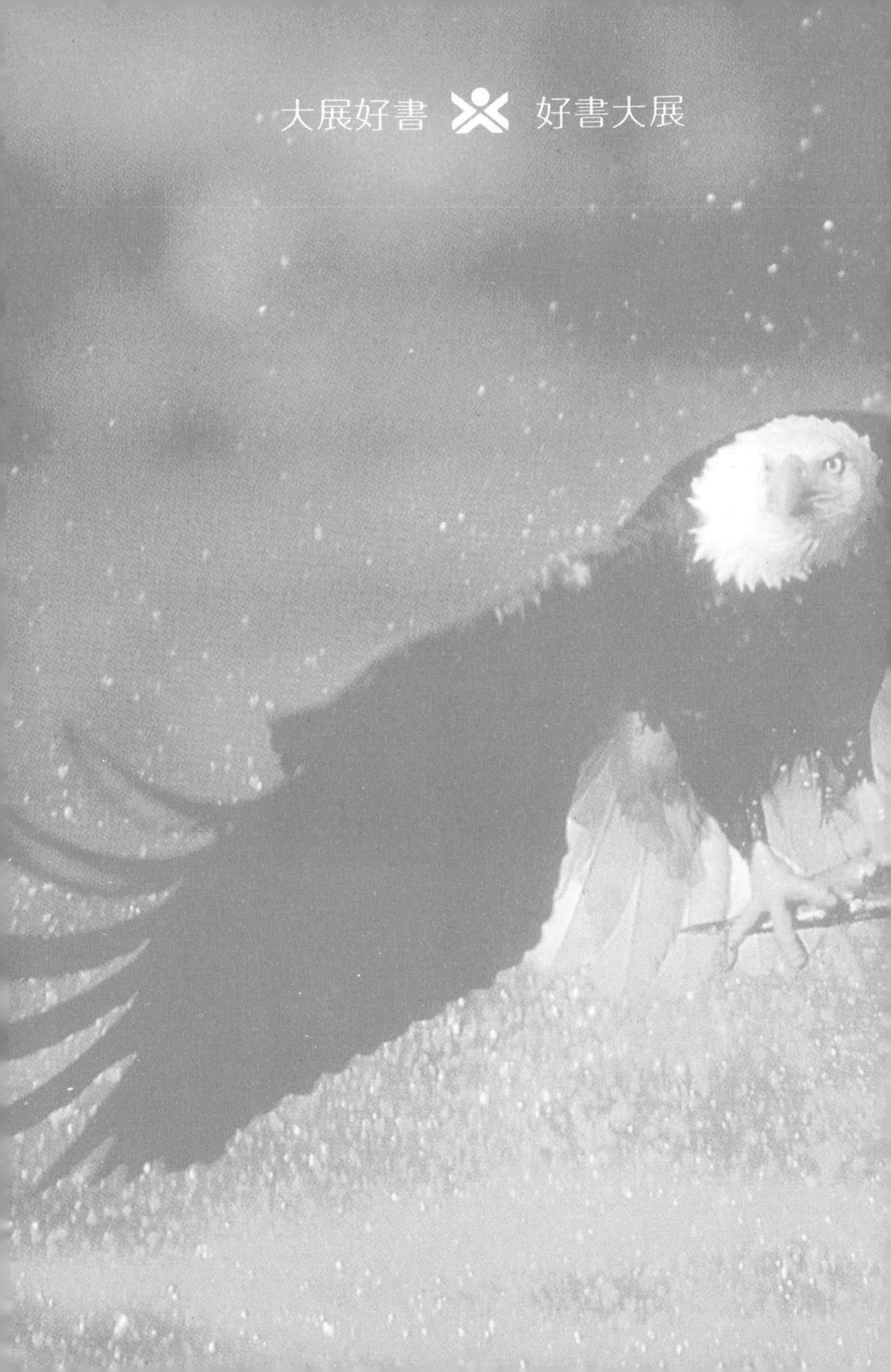
大展好書 好書大展

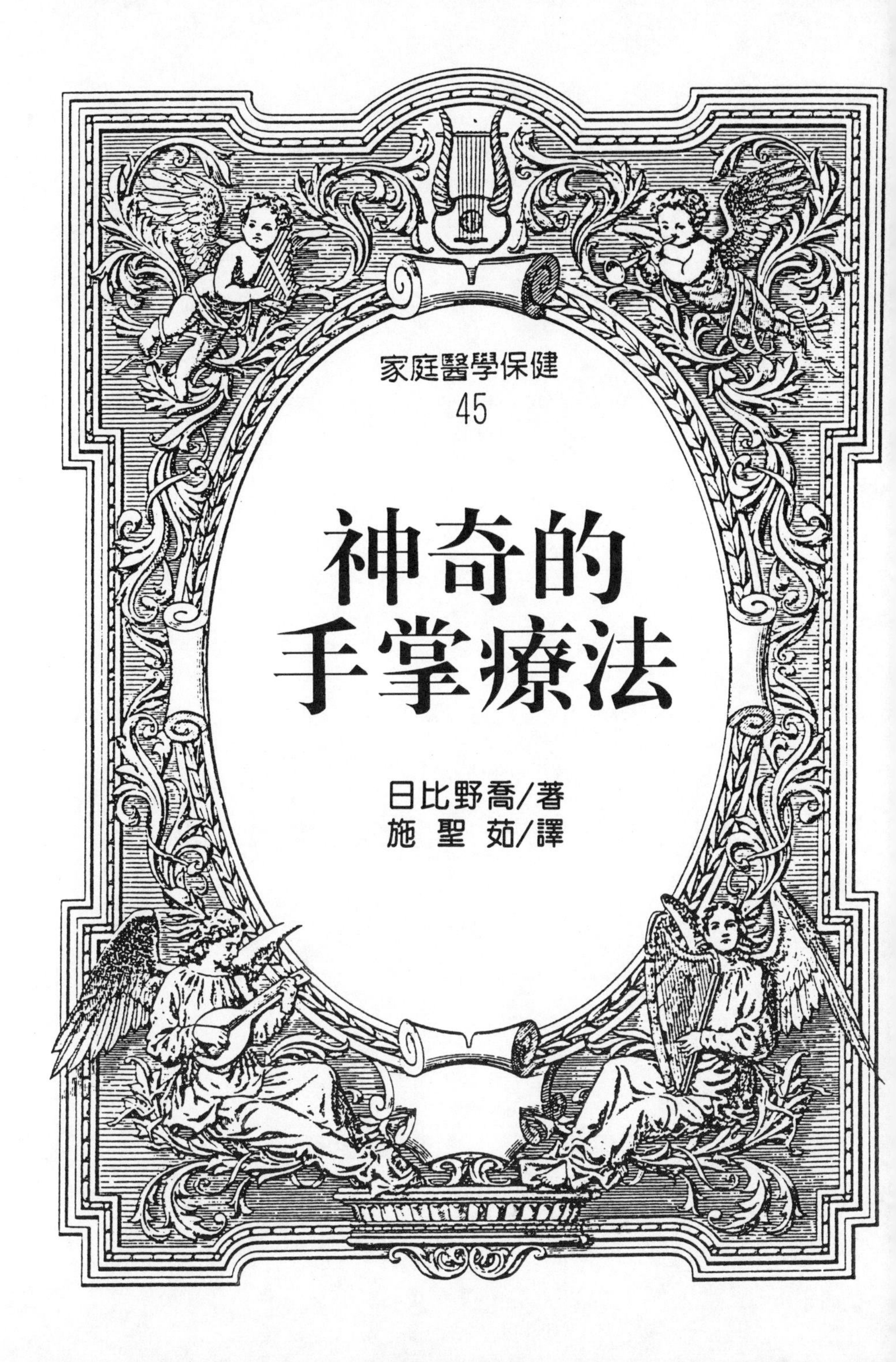

家庭醫學保健

45

神奇的手掌療法

日比野喬/著

施聖茹/譯

1

前言

光是用手掌抵住患部，就能治療疾病，得到健康。不需要用藥物、電器、器械器具等。不需要錢就能夠擁有體力，女性變得更美麗，而且，隨時隨地個人都能夠進行。對忙碌的現代人而言，的確是非常好的治病健康法……。

「手掌療法」可以自己保護自己的健康，捨棄我欲。希望能藉著「真心」與「真情」，解除對方的苦惱。

現代醫學雖然能藉著一連串的醫療技術革新（抗生素的開發、麻醉、輸血技術的進步等）克服感染症，但是，手術擴大、安全性提升也是衆所周知的事實。

藥物非常的可貴，問題在於成分與用法。所謂因病施藥，應該要配合症狀，適當地使用藥物，才能幫助「自然良能力」，使疾病逐漸痊癒，這才是藥物的真正使命。然而，珍貴的藥物卻奪走了無可取代的人命，或產生不治的難症，確實非常可怕。

「手掌療法」是既古且新，而且是在日常生活中，我們無意識進行的護理法。為了大家能正確、有效、適當地應用。因此，公開技巧，讓世人了解其真正的價值，這就是本書的目的。

此外，先前由土屋書店發行的『自己能進行的穴道美容健康法』，得到來自全國各地讀者的感謝與鼓勵。希望和這次的「手掌療法」一併閱覽，能加深各位讀者的了解。

如果能夠增進各位的健康，是作者喜出望外之事。

日比野　喬

目 錄

第4章　手掌療法的活用法

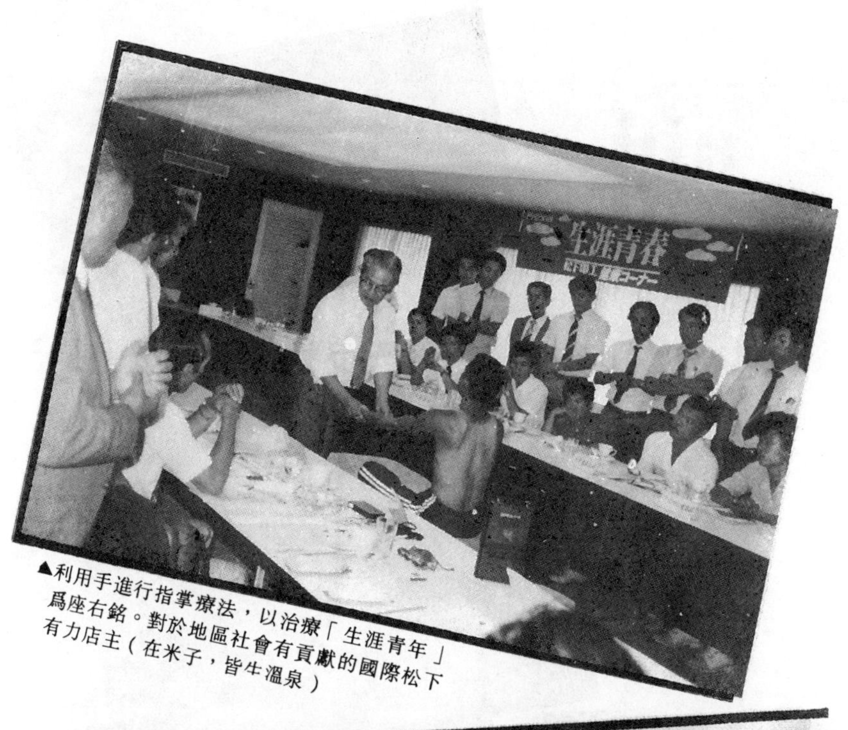

▲利用手進行指掌療法，以治療「生涯青年」爲座右銘。對於地區社會有貢獻的國際松下有力店主（在米子，皆生溫泉）

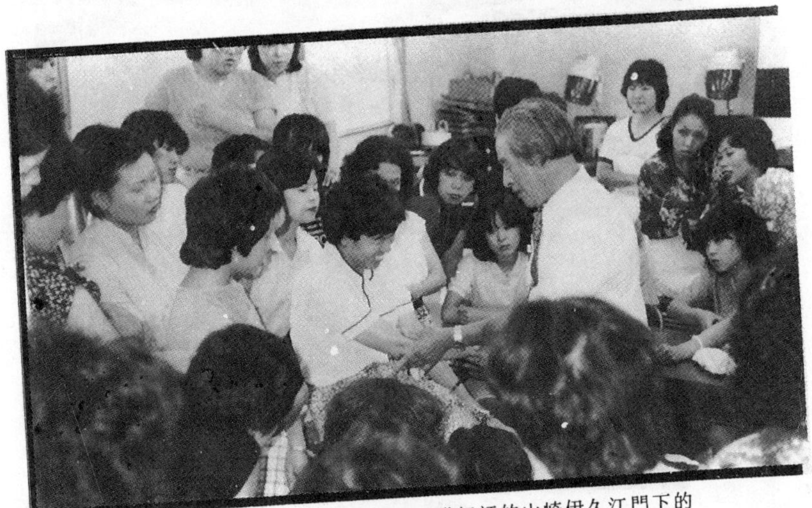

▲指導在美髮界深獲好評的山崎伊久江門下的有力美容師手掌療法（在宇都宮市）

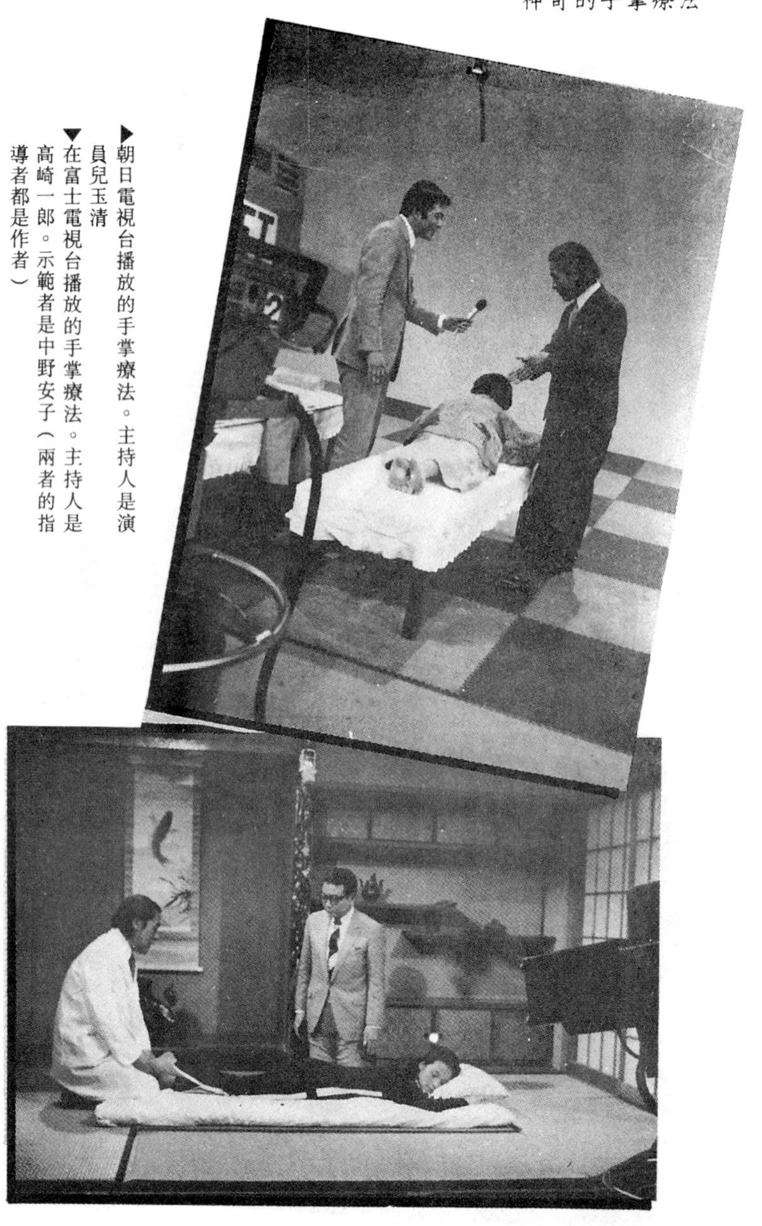

▶朝日電視台播放的手掌療法。主持人是演員兒玉清

▶在富士電視台播放的手掌療法。主持人是高崎一郎。示範者是中野安子（兩者的指導者都是作者）

第1章

手掌療法是何種醫術

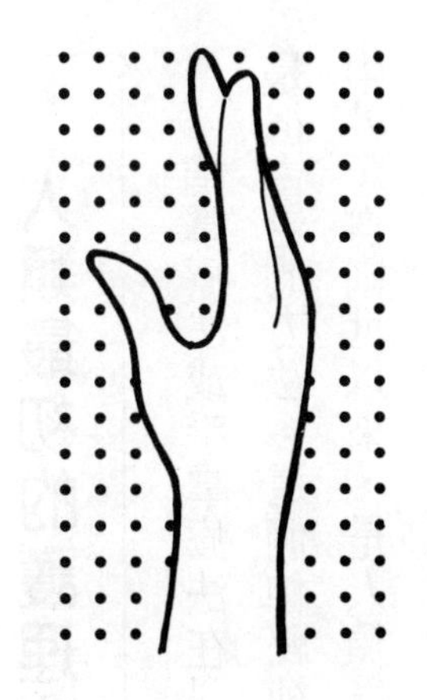

手掌療法的成因

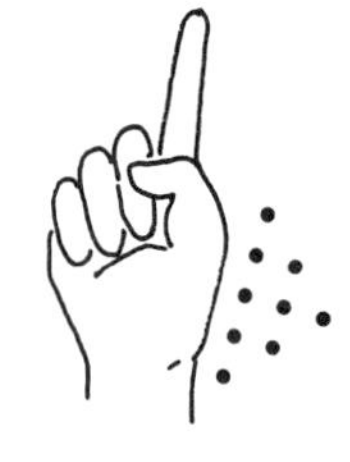

人類最初的護理法

指掌療法或手掌療法在科學萬能的現代，讓人感覺是很古老的方法。這個神祕純樸的治療法，卻不論古今中外，自創世以來，是人類爲了治病或保健，不需要任何人教導，都會自然進行的最初護理法。

關於「手掌療法」的成因，經過各種的調查發現，佛敎開祖釋迦及希臘醫祖希波克拉提斯，都曾用手掌解救過許多病者。另外，『聖經』中記載的基督對於病者的奇蹟，也算是一種「手掌療法」效果的表現。

在開始有了人類生活之後，疾病是「人類的疾病」、「人類的快癒」、「人類的歡喜」、「人類的感謝」。但是，現代人的生活環境卻失去了這種思想。應該要多反省，重新站在人類原有的姿態上，保護自己的

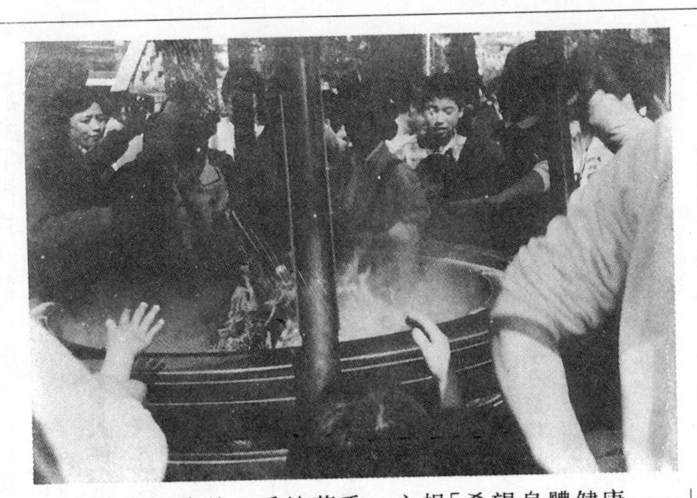

在淺草觀音像前，手拈著香，心想「希望身體健康……」手罩在香爐上，一心一意對於身體不適處進行治療的人。

健康。

●得到大自然恩惠的人體

宇宙萬物，沒有瞬間的停止，會正確的循環代謝。與大自然同性，與萬物具有同根功能的人體，是小宇宙。

從宇宙來看人體，當然是非常微小的生物。而我們不斷地接受來自宇宙的恩惠而生存著。順應宇宙的自然作用非常重要，如果欠缺了這一項，身體就會產生異常感，甚至有時危及生命。

簡單地說，宇宙的一切，不斷地變化、運行，在體內也應該進行不會有瞬間停止的正確循環代謝。

宇宙與人體的接觸是將從皮膚全面與

口腔到肛門爲止的內面，當成窗口，進行交流。

亦即人體不斷地攝取來自外界的空氣、食物，及其他物質，所產生的能量（生命力）在體內循環，供給細胞組織營養。藉著代謝，使得產生的老廢物，不斷放散，排泄到外界。這個自然循環的順行，及人體的循環、代謝、排泄，都能相互順暢地交流，才能擁有生存的希望。

●保護健康的活力「氣」是什麼

在體內的生命能量，能夠治療疾病，維持健康的活力。在國內外有不同的稱呼。西方稱爲「動物磁氣」或「歐拉」，印度的婆羅門及埃及稱爲「普拉納」，中國及日本稱爲「氣」。

隨著近代精神療法的進步發達，很多專家不斷進行實驗研究，賦予「人體鐳」、「人體放射能」、「靈光波」、「靈紫線」、「人體磁力」、「生物電氣」等等各種的名稱。

總之，手掌喚起病弱者的「活力」，走向健康。

人類用手指或手掌抵住疼痛和痛苦的局部，具備了此種智慧。大家都有藉此從痛苦中，得到解救的經驗。一生持續這種習慣。

當遇到精神苦惱時，無意識地會用手抵住胸部，使情緒穩定下來，湧現出好的解決方案。

手掌抵住局部，就物心兩方面而言，好像能夠發揮吉祥物的作用。

剛出生不久的嬰兒，自己吸吮母親的乳頭，用可愛的手掌，抵住母親的乳房，這樣就能夠有促進乳汁分泌的效果。

通常，手指不小心碰到燙的東西時，叫到「好燙啊……」，趕緊用手拉耳垂，相信你有這樣的經驗吧！以生理學的觀點來看，耳垂和鼻子前端是血管的末端，體溫較低，因此，我們知道手接觸耳垂的急救術。這的確是非常奇妙的事情。

年輕女性用手摸耳垂的動作，算不上是性感的動作，但是，如果摸鼻尖的話，看起來可就很難看了。

●效果確實的自然護理法

手掌療法能提高自然療能力，有時對於醫藥無效的難病，能夠奏效。而且是完全無刺激的護理法，沒有任何的危險或副作用，任何體質或疾病都能使用。

這個療法也稱爲「氣醫學」。如果充滿幹勁，治癒氣旺盛的人，學會護理的祕訣，不管是誰，都能進行。

另外，輕微的疾病或受傷等，自己可以處理，可以說是防患於未然的健康法。

手掌療法能夠創造健康，在美容方面的效果也非常廣泛。最近，美容專家們，也加以應用，進行「自然美」的創造，深獲好評。

手掌療法的應用方法，作者基於在此道五十多年的臨床經驗，參加了各種理論的考察，集其大成。

爲了讓本書在家庭中能立刻活用，所以，努力的使用比較簡單明瞭的解說。由東西醫學兩方面來證明其效用，可說是既古且新的護理法。

這個療法，在一九三〇年的東京，頒布警視廳令，將其視爲療術行爲，在全國各地都承認其存在。現代只有擁有既得權的業者，才能得到法律的許可。

作者爲了讓「手掌療法」能在家庭普及，耗費五十多年的時間，不斷努力精進。

手掌療法的正確知識

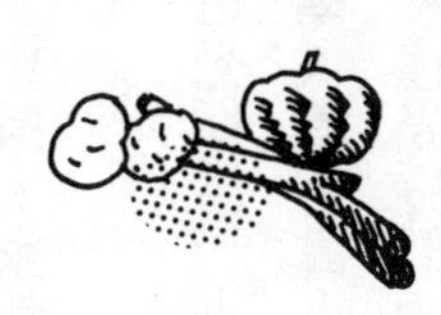

提高身體的氣勢

現代醫療中，有很多不治的難病或奇病，即使利用指壓或電氣、針灸等刺激療法，也束手無策。忽略身體異常，過度相信藥或治療法，都是不對的。

「手掌療法」並非疾病的治療法，而是提高人體氣勢的方法。A能夠痊癒的病，對B而言，可能效果較差，需要花較多的時日才能復原。爲什麼呢？因爲這個療法，必須要一個人治療另一個人，並不是由疾病的症狀或原因造成影響。總之，人類相互的體力或氣勢的強弱，會影響效果的優劣。

氣勢旺盛的手掌，貼於患部時，感覺好像肌膚被吸引住似的。這種現象表示患部缺乏「氣」，需要來自他人的「氣勢」。可以說是非常重要的診察法。

身心健全的人，氣勢旺盛。氣勢放射到對方身上（稱爲輸氣），就能引導對方得到健康。相信大家都知道，佛祖、基督、其他的祖師、聖人的佛像或繪畫等的周圍會畫光。

以前這光稱爲「光明」、「原光」、「後光」。這並非一種崇敬的表現，而是指高僧、偉人等有偉大德性的人，氣勢非常強烈。看在與其接觸的人的肉眼中，覺得好像是一種光波似的。

●緊急時，有效的「手掌療法」

醫療包括治療疾病的醫學，及保護健康、防患疾病於未然的手掌療法等醫學。出現痛苦、疼痛、發燒、身體異常時，在間不容髮之際，如果進行手掌療法，其速效性，令人感到神奇，藉此可以提高對此療法的認識。

在此爲各位列舉手掌療法在緊急時，能夠產生速效的例子。

《治驗例～(1)　撞傷》

在東京南千住國鐵用品庫服務的作業員（二十三歲，男性），在作業中，不小心被掉落的四十公斤左右的鐵板，撞到腳拇趾及第二趾的正上方，使得腳趾受傷。

立刻送到勞保醫院去，注射止痛針，進行冷溫布等緊急處理。回家後，劇痛難忍。在手掌療法體驗者的介紹下，來到本院。診察時發現，拇趾和次趾出現血痘、腫脹，不間斷的疼痛，使得倔強的青年都淚流滿面了。

趕緊進行手掌療法，與醫者的治療不同，並沒有使用藥物或注射的方式，只是用手掌抵住患部。最初時，他好像半信半疑，認爲「這樣就眞的能夠止痛了嗎？」經過五～十分鐘後，疼痛逐漸消失。過了三十分鐘後，疼痛完全消失，好像做夢般。

翌日，又再進行了一次的治療，後來，完全治癒。本人和家族，對於這種速效性，都感到驚嘆。在他的工作場所，「手掌療法」也深獲好評。

《治驗例～(2)　扭傷》

來自大阪羽曳野的主婦的道謝信：

爲了使女兒得到健康，上京參加手掌療法的實地講習會。回去後，丈夫因爲一點小意外，腳扭傷了，於是，用剛學會的治療法，爲他治療，去除了疼痛。連續兩天的治療，完全治癒，丈夫非常感謝。我們全家人對於手掌療法的效果，有了更深入的認識。同時，對於女兒的治療，我也湧現了自信，決定要更努力精進……。

《治驗例～(3) 割傷》

頑皮的五歲男孩，拿出放在庭院角落的陶瓷破片，正在玩時，不小心腳被割傷了，傷口長度四公分、深度〇．六公分。

嚴重出血，趕緊做了急救處理，想要到附近的醫院，請醫師縫合，但是，小孩不喜歡這種治療，哇哇的哭，於是，只好帶回自宅，進行「手掌療法」。大約三週，沒有使用一滴藥物，自然治癒了。

《治驗例～(4) 甲溝炎》

就讀高中二年級的女生，快樂的等到要去九州旅行的前一天，食指出現甲溝炎，產生劇痛。在這種狀況下，根本無法參加旅行，因此，也非常的傷心。後來，經由朋友介紹，知道手掌療法的卓效而來到本院。

立刻進行手掌療法，大約三十分鐘後，發炎症狀和劇痛暫時去除。後來，告訴她，可以在家中進行幾次的手掌療法，教導她和她的家人，然後就回去了。不斷的進行治療，結果，結束了六天五夜的旅行後回家，趕緊來看我，說旅行中，雖然有出現兩、三次輕微的疼痛，可是，有空時便進行治療，竟然治癒了。對於其偉大的效果，她本人及家中均表感謝，來向我報告。

此外，對於燙傷、止咳、頭痛、牙痛、流鼻血等突發性的症狀。急救處置使用「手掌療法」，具有非常好的效果。如果懂得治療的知識，自己也能夠進行急救治療。相信對於你自己的一生都有幫助。

最近，醫療道德低落，惡德的醫療機構和醫師倍出。引發了很多的法律訴訟事件，接受法律的制裁。另外，醫師的亂診亂療和藥罐子的現象很多。說對於萬病有效，進行誇大宣傳，類似藥物的假健康食品橫行，引起了各種問題。

藥物非常珍貴，一定要藉著正確的使用知識及不輕易依賴藥物的心態，藉著養生和手掌療法，努力自然治癒，防患疾病於未然。

●以天眞無邪的境地進行治療

進行手掌療法，最重要的條件就是不拘泥於治療形式，要擁有「眞心」。如果欠缺眞心，這個療法不可能成立。

具體而言，就是「無欲」，不要向對方要求些什麼，「不希望對方報恩」，只是順應自然的道理，站在這種天眞無邪的境地上來進行治療較好。

若擁有「親切的指導」、「解救他人」之心，就不會對於自己所進行的治療，感到非常驕傲了。

「手掌療法」是無藥徒手空拳的自然療法，絕對不能夠有慾望或雜念。以佛敎的觀點來解釋，就是淨土眞宗的開祖親鸞上人所說的捨棄雜行雜修，投入彌陀的本願。手掌療法的實踐是一種捨的修行，要捨棄知識、經驗、金錢、物資、我，從一張白紙，與對方融合成一體，如此一來，便能察覺對方不好的部分。

手掌療法是一種善意的行爲，不可能成爲業。在家庭療法中，從來沒有看過比它更好的、擁有眞情的治療法。

希望全家人都學會，互相幫忙，這樣才能建立一個健康幸福的家庭。

心靈的統一是治療的關鍵

疼痛或痛苦時，用手掌抵住患部，自己就能夠治療或解救家人和親人的痛苦。得到對方感謝時，也許就會過度相信認爲「只要自己進行治療，任何疾病都能治好……」。

但是，絕對不能有這種想法，一定要謙虛。只要藉著本能的作用，不需要任何的知識，一切交給生命的智慧，保持無心的狀態，這也是手掌療法的信條。「如果努力想變成無心，反而會有雜念浮現在腦海中，該怎麼辦才好呢……」，經常有人問我這個問題。因爲腦海中察覺雜念若隱若現。一個雜念沒有離開心頭，又產生另一個雜念，這是不對的。不管雜念，繼續進行治療，逐漸的雜念就會消失，達到統一狀態。

倘若能達成心靈的統一，平常做不到的事情，就能輕易辦到了。

用手掌抵住患部，傳送「氣」，最重要的一點就是心靈的統一。「氣」的集中與心靈的統一，若能輕鬆進行，就誕生了完美的「手掌療法」。

●東方醫學獨特的經絡與穴道

東方醫學的理論認爲人體有十四條經絡與將近七百個經穴（穴道）。經絡供養人體的氣血能量流通。氣血倘若能在全身順利循環，身體就是健康的。然而，就像宇宙間的循環會產生各種變動一樣，經脈的流通也會產生變化。

穴道是在經絡上，當相連內臟出現異常時，會產生反應的反應點。也是改善異常的窗口。更具體的說，穴道具有如藥物般的作用，就像依疾病的不同而進行藥物處方

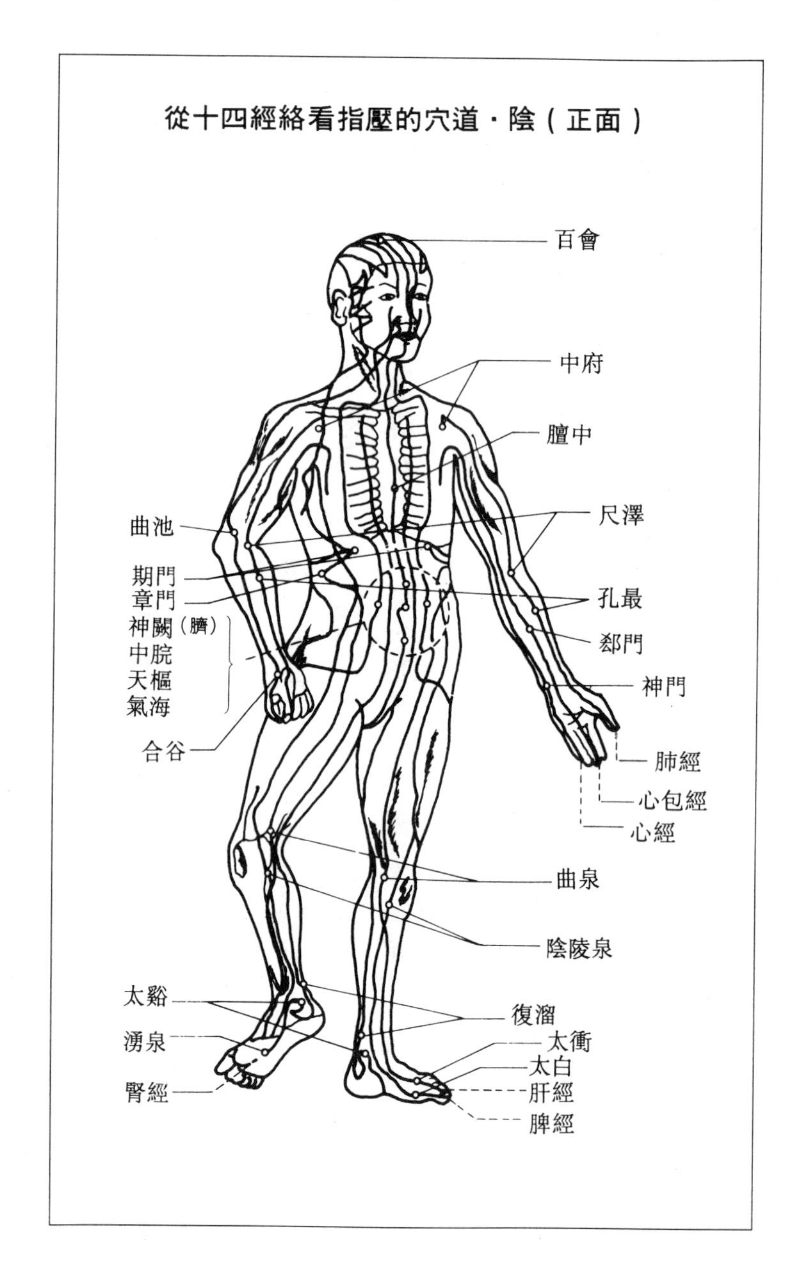
從十四經絡看指壓的穴道・陰（正面）
百會
中府
膻中
尺澤
孔最
郄門
神門
肺經
心包經
心經
曲泉
陰陵泉
復溜
太衝
太白
肝經
脾經
曲池
期門
章門
神闕（臍）
中脘
天樞
氣海
合谷
太谿
湧泉
腎經

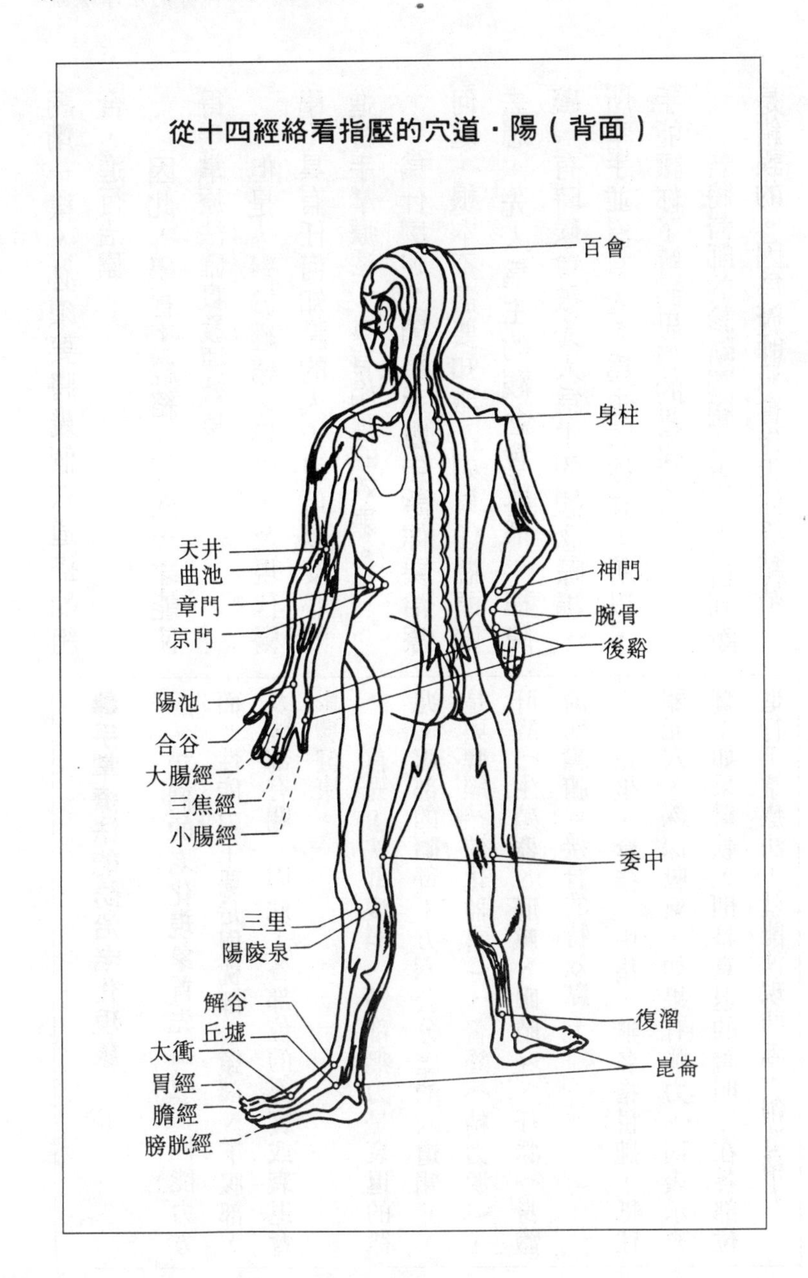
從十四經絡看指壓的穴道・陽（背面）
百會
身柱
天井
曲池
章門
京門
神門
腕骨
後谿
陽池
合谷
大腸經
三焦經
小腸經
委中
三里
陽陵泉
解谷
丘墟
太衝
胃經
膽經
膀胱經
復溜
崑崙

調劑一樣，必須要將幾個穴道搭配組合，進行治療。

因此，學會了經絡、經穴，才能使得手掌療法確實發揮效果。

但是，對於經絡、經穴，及現代醫學不具有任何知識的人，也可以安心的進行手掌療法，具有相應的效果。

爲什麼呢？因爲手會告訴你要治療何處，根本不需要知識。如果任憑頭腦去想，先入爲主的觀念會成爲一種障礙，有時候會被先入爲主的觀念矇騙，所幸手並沒有先入爲主的觀念，所以，手能讓你了解到思想的錯誤。

若將醫師的診斷囫圇吞棗、妄自判斷是錯誤的。因爲醫師只會告訴你終點站。

●手掌療法能防治老化現象

我們的老化現象首先出現在性能力方面。性能力主要是與枕部、頸部、下腹部，及腰部有關。因此，各部位的充實或衰退會影響健康。

首先，枕部瘦弱、頸部無力是衰退的徵兆。腹部的臍部下方六公分處的穴道關元，是與脾經（消化器官）、腎經（精力源）、肝經（生殖器、肝臟、眼睛）、任脈（身體前面臟腑）接合的特效點。

正坐，食指、中指、無名指併攏，抵住關元穴，深深吸氣，如果有彈力，則表示充實；如果鬆軟，則是衰退的證明。在各部位進行手掌療法，就能湧現鬥志，創造精力。

手掌療法是中途站，非常重要。手會告訴你這一點。如果有耳鳴現象，會告訴你要通過腎臟；如果眼睛容易疲勞，會告訴你要通過肝臟轉車。那麼，如果晚上尿床呢？手會告訴你要治療頭和下腹。這裡是穴道的所在位置。

即使接受醫師診察，如果不知道哪裡不好，還是要仔細的找尋穴道。在身體的某處，一定會發現痠痛、壓痛、硬塊、過敏、痲痺的部位，用手掌抵住這個部位，產生刺痛感、熱感、冷感。而且疼痛劇烈時，連治療的手掌都會有感應。手掌療法稱這個現象爲迴響。

另外，由一個病源引起各種症狀時，仍必須找出病源才行。

即使脫離穴道治療也有效嗎？

穴道是存在於經絡上的治療點，如果脫離穴道的話，是否無效呢？很多人都有這樣的疑問。在此解答這一點。

●正規的穴道以外是阿是穴（天應穴）

十四經絡互相連接，內部有營血（能量），外部則有衛氣分布，使內部的營血在全身循環。如果對脫離經絡上穴道部位加以刺激，在經脈外循環的衛氣也能加以掌握，與經脈內的營血反應。

疾病初期，病在接近體表的部位，稱爲陽病。例如，感冒初期或單純的疲勞及肩膀痠痛，這時在正規穴道以外的部位，如肩背部，進行指壓或手掌療法，感覺舒服而能治癒疾病。這些部位的穴道稱爲阿是穴（天應穴）。表面上似乎無關，但是，卻是與十四經絡有關的穴道。

●疾病分爲內因、外因、不內外因

外因包括風、寒、暑、濕、燥、火六種。因爲風或寒冷，暑熱或濕氣，熱或急燥而引起疾病。內因則是喜、怒、憂、思、悲、驚、恐。不內外因是飲、食、勞、倦的精神面和肉體面的原因。

急性時的發燒或疼痛，使用手掌療法具有速效性，這是因爲這屬於「陽病」時期。一旦成爲慢性疾病，就是「陰病」，必須很有耐心的治療。因病或症狀的不同，透過經脈選定正式的穴道，進行根本的治療。

重視氣的手掌療法

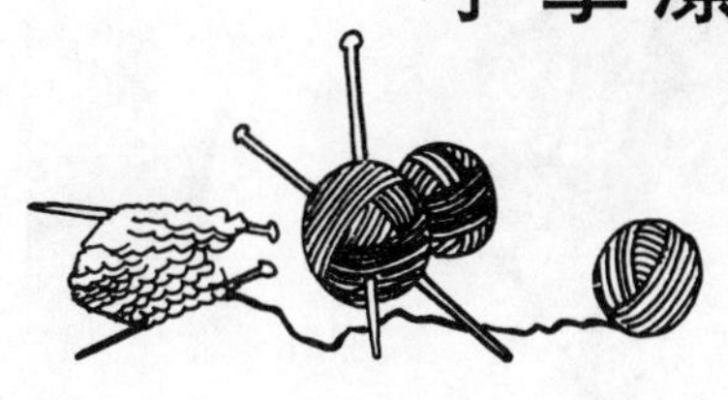

利用五感無法掌握的「氣」

我們平常看到別人時會說「你很有元氣」。會觀察對方而說「那個人有活氣」、「是陰氣的人」、「和此人氣味相投」等等。

在做生意時，也會注意到氣的問題。此外，還有天氣、運氣等等。在日常生活中，經常使用「氣」這個字。那麼，「氣」究竟是什麼呢？當被問及這個問題時，恐怕很少人能正確回答吧！

「氣」無法靠視覺（眼睛）、聽覺（耳朵）、嗅覺（鼻子）、味覺（舌頭）、觸覺（皮膚），也就是五感的功能感受到。

看不到、摸不著，只是感覺到「氣」而已。

例如，水有水氣，火有火氣。從外部看住家內部的

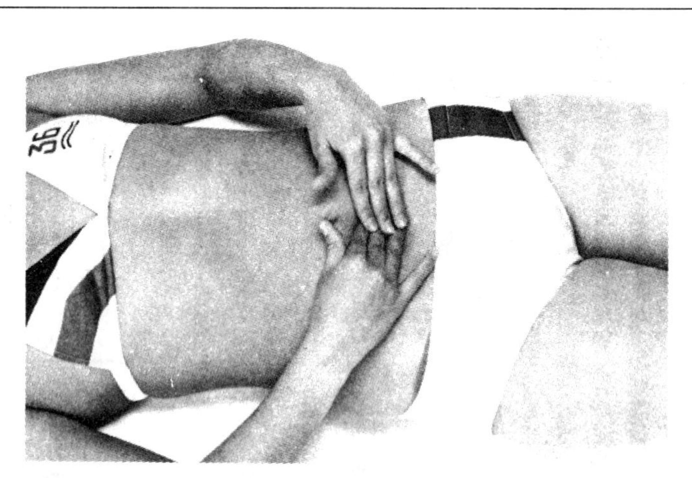

下腹部（氣海） 俗稱的臍下丹田，雙手手指輕輕接觸，能夠使精神安定與集中的下腹部的穴道。

情形，家裡有人則感覺到有人氣，不在就沒有人氣。即使在黑暗中，也能感覺得到人氣的有無。

考試合格的學生充滿活氣，不及格的學生則令人感覺氣弱。

在電視上觀賞高中棒球決賽時，比賽前可以發現，即將成爲勝利隊伍的選手，全部令人感受到其活氣。難道勝敗的預料也是「氣」的作用嗎？

因此，不管是誰都會感受到「氣」，而且，這並非五感的作用，所以無法確定，只是感受到「氣」的存在而已。

●性行爲也是「氣」的集中

不管是誰都有在意的事情、擔心的事

情。心情放鬆時，氣也自然放鬆；心情緊張時，也許就感覺不到身體的異常了。

相反的，當「氣」渙散時，記憶力散漫，思緒無法集中，精神也很難統一。

所以，「氣是心」，但是，並非眞正的心。心的動態隨著氣的狀態而行，身體亦隨氣而行。

進行性行為時，心集中在生殖器上。聽到正午的報時，覺得肚子餓，也就是心靈注意到食慾的問題，此時就會分泌唾液。在觀賞戲劇時，一個人起來上廁所，其他人也會站起來，跑去上廁所。這種現象證明排尿是心氣相連的作用。

●「氣」順時不容易疲勞

如果看週刊或漫畫、電視的娛樂節目，「氣」順時，即使看再久，也不會覺得疲勞。若是看教科書或教育節目，很快就感到厭倦，疲勞想睡覺了。

平常怕冷的人，即使是有手腳冰冷症的女性，如果熱中於休閒活動，也許會變得很有元氣，可以享受滑雪及溜冰之樂。「氣」的確能戰勝一切。

「氣」與「心」互通，就能增強孱弱的身體，創造健康。「手掌療法」則是從後述的自我健康法中，關於氣的練習「呼吸運動法」開始的。

一些觀衆上了電視表演，在許多人面前，卻無法像平常一樣，擁有一流的演出，回答不出主持人的問題。

不管是哪一位演出者站在舞台上，就算拚命對自己暗示，不要難爲情、不要難爲情，可是，站在人前時，即使心中再焦躁，當「氣」集中在頭腦時，還是會覺得難爲情。

●產生治癒氣就能使效果倍增

一旦受傷且發現出血時，疼痛似乎突然增加了。這個事實就是「氣」的作用。

壓抑氣，集中氣的練習，並非將氣集中在特定的局部，而是能將氣集中在

●相互的身心同體的治療法

人體的循環性失調，罹患疾病，則直接從宇宙線那兒吸收生活所需要的元素的力量，或將體內老廢物排出體外的力量會減弱，陷入嚴重的狀態。此時，健康者（治療者）藉者手掌將病弱者所需要的宇宙線的元素傳給對方，提高對方的氣力，使其復原。

手掌療法必須相互的身心同體以促進循環。因此，若對方罹患熱病，施行者也會全身發熱、發汗；若是貧血症，則來自手掌的放射（也稱爲輸氣），能夠去除顏面的蒼白，使顏面潮紅，產生生氣，心情愉快，這才是正確的手掌療法。

任何的局部。此外，也可以將氣放走。因此，能夠輕易的吸入且放走氣。

不要讓心被氣牽引，而要讓心能夠自由地集散氣，這才是練習的目的。

從健康管理的觀點來看，如果擁有幹勁，一點點的身體異常，不必假藉他人之手，就能治癒。但是，有很多人都無法喚起這種潛在力，而依賴醫師或藥物。

無論是誰，如果能產生治癒氣，進行治療，就能幫助個人所具備的治癒力，使得效果倍增。

引出潛在力

經常聽人說「拿出氣勢來」，自然良能力也是身體所具備的一種勢。氣與勢具有表裡一體的作用。

平常連比筷子重的東要都拿不動的人，附近發生火災時，平時自己一個人抬不動的家財道具，恐怕很快地就可以一個人把它們搬到屋外，平常快步走需要花十分鐘才能走完的路，在緊急時，也許花四～五分鐘就能跑完了。這就是氣與勢的功能所造成的。

不管是誰，都具有潛在力，一旦產生「幹勁」時，就會展現驚人的積極行動。但是，平常沒有使用這種潛在力，而令它冬眠了。

所謂幹勁，就是有自信的人具備的一種氣；沒有自信的人，就沒有幹勁。不管任何人，都有自我，都想成爲優秀的人，都想過比他人更豐富的生活，都想受人喜愛、受人尊敬，將自己的力量發揮至最高點。

即使遇到生活困苦或倒楣時，有了厭世的思想，可是，人如果什麼也不做，就會不滿足，喪失精神的能量。如果欲求不滿，遇到任何的障礙，即使暫時失去「幹勁」，也要努力，不斷嘗試，提升自我。

經常擁有氣的人，在社會上才能嶄露頭角。對於所有事物都放入「氣」，便能防止一切災害。在良好的環境下，過著健康長壽的生活，經濟面豐富。這些都不是夢想或理想。由此可知，「氣」是處世上的重要要素。

人類相互間的聯繫，氣合不合很重要。如果氣完全吻合的話，萬事都會朝好的方向發展而招來幸運。

現代醫學重視物質面，忽略精神面，但是，東方醫學（手掌療法）則從物、心兩方面進行治療。另外，東方醫學一名「氣的醫學」，重視肉眼看不到的精神面對肉體的影響。

●聽到爆炸聲，病情好轉

在太平洋戰爭中，東京首次遭遇美軍空襲時，作者前去診治一位半身不遂、臥病在床的女性（當時五十二歲）。這時，一顆炸彈落在距離七百公尺的地方，很多人被炸傷了。突然的爆炸震動及爆炸聲的震撼，使得患者突然跳起來；後來，再加以治療，雖然走得不是很順暢，但是，已經可以步行了。

可是，我也聽說在同樣的時刻，有病人因為聽到日軍高射炮的聲音而休克死亡。前者是氣勢旺盛的人，後者是氣弱的人。

產生多數死傷者的飯店大火，有人從七樓的窗口，將幾件浴衣綁在一起，當成繩子使用，在猛火中逃出，降落地面，九死一生。亦即在緊急時，沈著果敢的行動，是「氣勢」的作用。

氣盛的話，即使熬夜工作或學習，賭博或打麻將，都非常的順利。平常就具備了能產生威勢的條件，遇到困難時，也能若無其事的實行。

想睡的時候，聽到關於「賺錢」的話題，瞬間張開眼睛，湧現活氣，這也是一種氣勢。上班族因爲工作而疲勞，或者是壓力，而感到很疲累時，聯想到晚上小酌一杯時，突然恢復了元氣；相信喜歡喝酒的人，都有這種經驗。此外，在發年終獎金的日子，不論男女，臉上都充滿了活氣，這就是「氣」的影響。

●靠自己的力量產生氣勢

健康受損時，光是依賴他人的知識或援助，不發揮自己的氣勢，最後無法產生而疼痛痛苦，說一些哭泣的話，尋求周圍的關心與同情。

如果不靠自己的力量努力，當然無法湧現氣勢。

人體中，與骨骼相當的肉，附著在身上，個人的氣勢就會充實。依賴心太強，自己的氣力後退，遇到有萬一時，無法發揮作用。只要稍努力點，就能產生自己的力量。可是，治療者卻同情病人，專心照顧他、援助他，使病人無法發揮自己潛在的勢力。

治療疾病的力量，並非從周圍借來的，必須靠自己的力量發揮出來才行。因此，醫療的使命只是幫助人體所具備的「自然良能力」而已。負責看護或治療的人，對此要有深入的認識。

●營養過剩會抑止氣勢

均衡的營養對身體而言，是不可或缺的。營養過剩反而抑止了身體的氣勢。有很多雖然吃東西，但營養失調者出現了。維他命劑或口服液，在市面上很多，這些藥劑或健康品的PR，都過度強調消除疲勞及增進健康的作用。藥物一定要正確使用，才能產生效果，服用時，必須愼重其事。

身心要保持健康，要改善不規律的生活，除了食養外，要有充足的睡眠、適度的運動及休養，擁有不仰賴他力的態度才行。

昔日在戰時下的國民生活，因爲糧食缺乏、體位降低，但是，氣力旺盛，充分勞動，胃腸狀況很好，即使是粗食，仍有感謝之念，吃起來覺得美味，因此，高血壓或癌症等疾病減少。

現在，小學、國中吃的營養午餐，有的不吃、有的挑食，使學校方面和家長之間，產生各種問題。營養午餐是基於營養學所調製的菜單，可以給予極高的評價。但是，卻忽略每個孩子的體質、嗜好及要求，只注重營養，有時反而會造成不良的影響。

身體的治療，如果營養過剩，反而會抑制個人的氣勢。除了表面的體力外，也要自覺自己潛在的氣力（氣勢），努力將其發揮至最大限度方可。

●重新恢復自然的生活

人生中，包括有價值的理想生活方式及本能的生活方式。

現代人在表現喜、怒、哀、樂的情緒上，失去了自然，會看周圍的反應，下意識地表現。想笑的時候笑，想哭的時候哭，想生氣的時候生氣，本能自由的發揮才是自然的表現，如此才能消除壓力，湧現活氣。謙恭、謹愼是國人的美德，如果失去了自然感情的發洩，會使人變成機械化，因此，這一方面，應該還原於自然再出發，方算是生存意義。

在關島，戰後二十七年，過著穴居生活的橫井正一，可以說是靠著氣與勢，才能活下去。請各位想想這個事實。

氣勢平常是自他都不了解的潛在力，如果能巧妙引出，就能產生神奇偉大的力量。

各位讀者也許認爲，我們應該模仿原始人的生活，希望各位不要誤解。所謂「溫故知新」，要學習自然生活中的優點，補足今日文化生活中的缺點，改正錯誤，這是希望過著健康生活的現代人應有的命題。

如果心靈能由意志自由自在的操縱，則教育者或偉大成功者的修養書或勵志傳，都是非常有效果的。也許暫時非常感動，想要好好的接受，決定改變自己的想法，卻只有三分鐘熱度而已。

我想沒有人會認爲自己的心無法自由運用吧！事實上，的確有可以靠意志力辦到的事及不能辦到的事情。例如，周圍的人叫你不要太憂鬱，即使自己下定決心，想逃避煩惱，但是，擔心的事卻依然無法消除，反而使煩惱倍增。

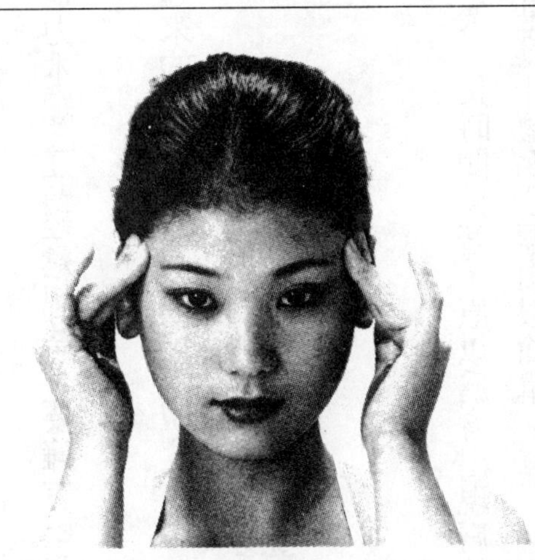

太陽穴　食指、中指、無名指併攏，指腹不可以壓迫，緊貼住太陽穴10～20分鐘。對頭痛、頭重具有特效。左右同時進行。

●捨棄他力本願，「自力更生」

要消除煩惱應該如何應付比較好呢？首先，要積極追求能消除煩惱的至善之道，努力打開僵局。

克服疾病也是同樣的道理，要捨棄「他力本願」的輕鬆想法；要擁有堅強的意志，「自力更生」。

安心立命的境地是靠自己的努力建築起來的，並非他人所給予的。

能量的放射（人體放射）

●老年人照顧的孩子較弱

照顧孫子對老婆婆而言，是無上的喜樂。長時間揹著，原以爲會出現肩膀痠痛或腰痛的毛病，沒想到卻很有元氣，這是爲什麼呢？理由很簡單。

嬰兒具有如太陽般旺盛的能量，對於氣力、體力一天天衰退的老年人而言，能夠掌握這種能量，當然血液循環、新陳代謝良好，自然湧現出力氣。

所以，俗話說「老年人帶的孩子較弱」，理由就在於此。

●母親的身體療法

有元氣的母親，揹著愛兒做家事，結果嬰兒健康，發育良好，這是因爲從母親的身體，將豐富的氣勢（能量），供給給嬰兒，嬰兒貯存了能量，才會如此。

過去農村的少女們，必須要帶小孩，擁有如嬰兒般紅冬冬的臉頰，健康少女的能量，有助於嬰兒的發育，因此，才會有這樣的要求。

在十年前的母親們，看到嬰兒好像感冒了，會趕緊敞開嬰兒的胸和腹，將嬰兒揹在自己背部肌膚上，供給自己的氣勢（能量），提高自然治癒力，促進發汗、解熱，使嬰兒的疾病痊癒。

像這種親子一體的治療，絕不亞於免疫、抗生素，或特效藥。可以說是人類救助人類，父母救助愛兒的一種醫術，是代表性的純樸自然療法。

怠忽的預防或治療，動不動就依賴醫療的心態，一定要好好的反省。

科學的與非科學的

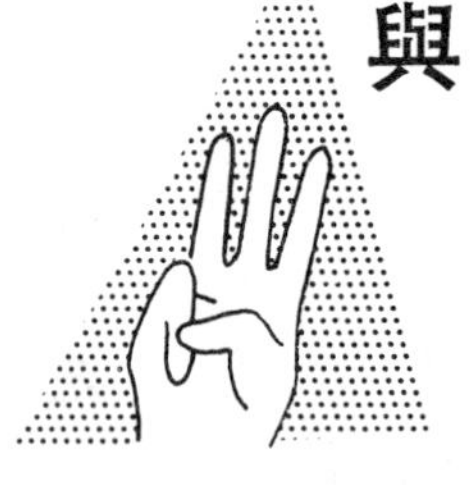

不是醫師而是醫學博士

平常我們認為，培養科學知識是非常重要而且有實際幫助的事情。尤其為了保護健康，從科學的立場考察事物，堅持對於科學的事物，加以拒絕排除。這是一般人的想法和智慧。

但是，因為慢性疾病而住院，現代醫療卻無法產生效果，而感到煩惱、痛苦時，不管是誰，都會有「溺水者抓稻草求生」的心情。講求現世利益，希望能加入新興宗教，或向神佛尋求加持祈禱、家傳藥、健康器具，只要聽說能夠產生奇蹟效果的方法，就會失去理性，都想嘗試。

原本一些學者和知識分子當中，對於自己想要的方法，或多或少都會努力想要發現，是否具有科學的根據。

如果對於科學的解析不充分的話，就會產生一種排斥反應。

還有很多的人對於科學性和非科學性的取捨選擇，只是按照自己的推理或判斷來進行。此外，醫師或學者所說的話，即認爲是科學的。太早做這樣的判斷，有一種囫圇吞棗的傾向。

世間過於相信醫學博士的頭銜，認爲擁有博士的碩銜，一定具有關於醫學方面廣泛的學識及臨床經驗。但是，事實上，並非因爲這些理由才得到博士的學位，是以與醫學有關的一部門的研究主題爲論文，像大學提出，通過之後就能得到博士學位，而非國家所授與的稱號。

因此，醫學博士的稱號，不只是醫師，一般的社會大衆如果相關的論文能通過的話，也可以授與博士頭銜。

舉個例子，職業是和服裁縫師，使用日本自古流傳的縫針，花費很多時間，導致身體的疲勞，擁有這些體驗，想出使用獨特長針的方法，藉著快縫的工夫，努力消除疲勞；以這個研究論文向相關大學提出，實際承認其成果，就能夠得到醫學博士的頭銜。

事實上，的確有這樣的女性存在，亦是很有名的話題。

●醫學博士的頭銜能治病

現代開業醫師幾乎都取得了醫學博士的頭銜，在十年以前，患者認爲著名醫院醫學博士的診察、投與的藥物，比開業醫師醫學士所投與的藥物更有效。即使是同樣的條件內容，還是認爲醫學博士的藥物更有效。

這樣的實例，與其說是藥物的效果，不如說是醫學博士的頭銜，給予患者心理狀態好的暗示，而提高「自然良能」的作用。

最近，並非醫師，而是一些藥劑師或針灸按摩師，獲得醫學博士的頭銜。光是以這些頭銜出版了「瘦身美容法」或「健康法」等圖書，這樣的情形十分氾濫。一般人容易誤認醫學博士就是好的醫師。上述的做法只不過是利用盲點的一種商法。

●精神力集中就能治病

爲了祈求疾病治癒、迅速復原，向神佛祈求護身符，或符水等，這些效果以醫學觀點來看，可信度較淡。大半科學家都認爲這是非科學的迷信，加以否定，但是，信賴的人卻能產生某種暗示靈驗效果，這也是事實。

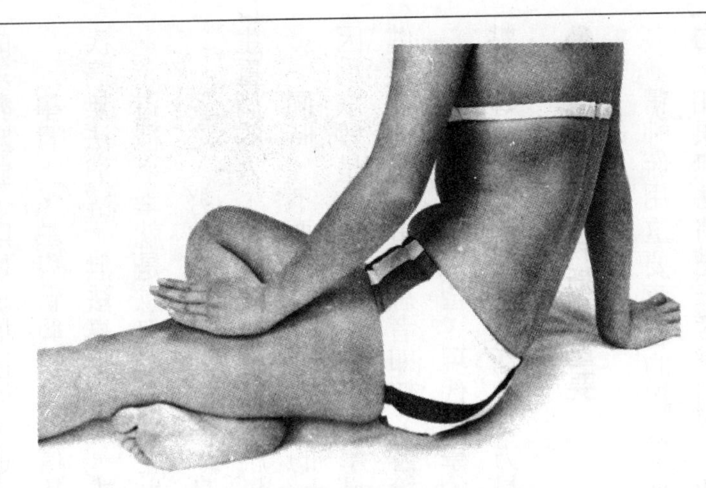

疼痛部位的治療　直接用手抵住局部。雖有個人差，但實施10～30分鐘就有速效。下次則要充分摩擦手掌進行治療。

在遇到萬一時，人類爲了治病、爲了成就事物，只要精神力集中，不只是護身符、符水，甚至你只要相信沙丁魚頭，它也能夠產生效果。亦即光靠信念，就能產生某種效果。

人類基於方便主義而產生現代醫學，已經達到了界限，利用心靈克服疾病的方法，已經得到了醫學家的認同，稱爲精神身體醫學，成爲一種路線，君臨醫學界的氣運逐漸提高。

●科學與信仰

即使科學承認精神作用，但是，如果認爲只要對特定的宗教有信心，任何疾病或倒楣事都能夠消除，過於強調現世利益的宗教團體，則是一種迷信，是一種非科學的做法。

事實上，熱衷新興宗教的信徒，有很多人並沒有得到神佛的加護利益，倒楣和疾病無法消解，無法享受天壽，成爲不歸客。這樣的例子非常多。

這種不幸就是怠忽了自力更生，而一直依賴他力本願所造成的。

總之，努力過著宗教生活，身心都獲得解救的人，與反而因此逃脫治療機會而生重病的人，具有完全相反的結果。能夠了解這兩點，才是科學的做法。

同時，不要認爲現代醫學的一切都是科學的，這種想法是錯誤的，爲什麼呢？因爲宗教是非科學的。如果醫學是科學的，光靠醫學的力量，就能治療疾病，增進健康。但是，重病患者即使名醫給予最善的醫療，該死的人也不可能延長壽命。

應該正確的展望、現代醫學的界限，如果是缺陷，就要承認是缺陷，掌握其優點，導入正確的治病生活中，方是眞正科學的態度。

●正確的價值判斷很重要

精神作用重要意義的認識，就是不要給予精神力過高的評價或過於忽視精神力。如果無法淸楚去考慮科學、非科學問題的人，會過度相信精神作用，陷入迷信中，而被一些胃藥或視同兒戲的健康器具類的廣告宣傳所矇騙。

作者不會爲了普及「手掌療法」而否定現代醫學的功績、輕視信仰的可貴，反而衷心喜悅能夠得到現代醫學的恩惠；同時也相信，基於宗教的信仰生活（法恩、感謝、滿足、信賴之念），對於我們日常生活而言，是不可或缺、非常珍貴的。

●自然治癒能力的偉大

除了我們肉眼能看到的灰塵之外，空氣中還浮遊著細菌和有害物。一分鐘進行十八次呼吸的肺，一旦不純物蓄積，當然會引起異常。但是，肺自然會進行淨化處分，肺本身的功能會自主的採取防衛措施。

戒煙是最好的方法，但是，沒有聽說過，因爲吸煙的直接原因而損害呼吸器官而死亡的人。

人體具備無數的自衛作用，例如，生活在空氣污染的環境中，呼吸器官的關卡鼻腔的鼻毛，能迅速掌握異常狀況，幫助肺的清淨化。疾病的治療上，醫學力量很重要，可是，應該自覺到超越醫學的「自然良能力」的偉大作用。

手腳輕微的受傷，一般人只會想到用藥物或急救繃帶等加以處置，可是，如果人體不具有自然良能力的話，即使進行適當的醫療，傷口縫合，在拆線的瞬間，就會啪的裂開，細菌會從傷口侵入，形成嚴重的後果。但是，藉著「自然良能力」的功能，傷口會自然癒合而治癒疾病。

外科手術神奇進步發達，就是藉著自然癒合作用之賜。因此，自然治癒力衰退的患者，即使由外科名醫診治也回天乏術。

治癒疾病的能力稱爲「自然治癒能力」、「生命力」，或「恢復力」。

「手掌療法」就是這些功能的引導者。

治療疾病三條件

引起疾病的關鍵千差萬別。不自然的生活、飲食生活的錯誤，酷使肉體、身心的壓力、細菌或病毒的感染等，導致生活機能衰退，同時，「自然良能力」的減退也會引起疾病。不管是誰，生病後，都會變得很任性，這就是對於日常生活態度沒有靜靜的「反省」，而身體知道各種的苦衷。因此，恨疾病是錯誤的做法。疾病就像身體生鏽一樣，是因爲怠忽照顧，才會有這樣的情形。

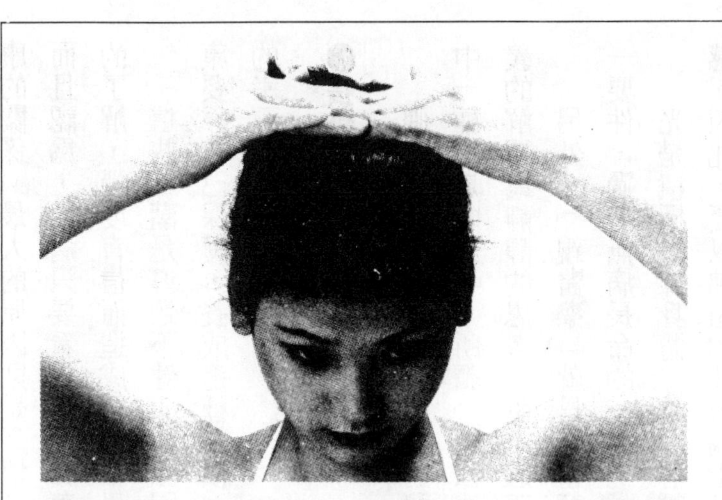

百會的治療　兩指掌重疊，不要壓迫抵住局部。能治療頭痛、頭重，使頭腦清晰。對便秘症、痔瘡也有效。一次5～10分鐘。

「手掌療法」具有重新與疾病言歸於好的作用。就好像世界各國爲了維持和平而握手言歡，建立邦交一樣。

爲了使「自然良能力」旺盛，不要偏重現代醫學，要學習並實踐使自己得到健康的自然醫學的優點，才是聰明的做法。

●進步的醫學、退步的健康

醫學有了長足的進步，不論何人，皆能接受醫療的恩惠。根據報告指出，因爲成人病（癌症、中風、結核、糖尿病等）的死亡率增加，同時，大半國都罹患了一些疾病。亦即所謂的「總半健康」或「總半病人」的狀態。

這事實說明了生活環境及公害等與健

康的關係。最大的原因則是習慣文化生活，疏忽了對於自己的健康管理所造成的。而且認爲，生病只要看醫師或藉著藥物治好，不了解醫療無效，對宗教也沒有正確的了解，過度盲信而造成這種結果。

這些風潮是導致不健康的原因，這麼說絕不誇張。因此，必須要了解自己的健康要靠自己保護，養成這種習慣，擁有這方面的知識，並付諸實行，才能得到一家的幸福與繁榮。

●長壽的祕訣

佛教的開祖釋迦說，長壽的祕訣是「聽法、求道、親醫藥，死者是壽命欠缺其中一種，是中夭」。所謂「聽法、求道」就是要聽聞佛教、精進於佛道，也可以廣義的解釋爲靜靜的思考人生，過正確的生活。

另外，「親醫藥」就是要留意健康。以前很多偉人和高僧大多以身心養生爲第一要件，過著無病長命的一生。

光是積極鍛鍊身體，欠缺心靈養生的現代運動員，大多是短命者，令人感到遺憾。因此，要以佛祖的教誨爲指針，致力於身心的鍛鍊，才是聰明的做法。

●請醫師診察疾病與讓醫師診察疾病的不同

不論醫學或宗教，其使命都是使我們的健康與生活更健全，讓我們充滿感謝與喜悅，能夠和平的創造幸福的人生。

不論醫學或治療，絕對不是醫師的獨占物，最重要的一點就是「自己的身體要靠自己保護」。在日常生活中，吸收正確醫學知識及治療法，方是聰明的做法。

自詡爲文明國家的日本人，當健康受損時，會異口同聲地說：「請醫師診察」，但是，外國人則說：「讓醫師診察」。前者是他人本願，後者是自力更生。對於自己知識和判斷不足的部分，則讓專家來診察，遵從其指示，才是周到的做法。

兩者都是去看醫師，但是，對於事物的判斷、想法卻有天壤之別。對於疾病的復原，會造成極大的影響。

●正確了解人體的生理

人類與假娃娃、鮮花與人造花的差距，一眼就可以區別出來。將人體和時鐘的功能加以比較時，即使時鐘再精巧、微妙、複雜，可是，與人體生命的躍動卻是不同的。此外，生物與無生物即使形態類似，本質也是不同的。

以鞋子等爲例，如果不穿鞋子，它永遠都是新的，但是，人不走路，過了六個月、一年，肌肉就會退化、萎縮，出現步行困難的現象。

頭腦愈使用，愈能使神經細胞發達，創造記憶、推理、判斷力；愈是學習數學，愈能使頭腦清晰。若是學習文學，就能擁有優秀的文學才能。

因此，身體愈使用，愈能提高某個部分的能力，而物品或機器愈使用，反而愈會縮短持久壽命。

●藥物的功過與現代醫療的缺陷

國人愛吃藥是非常著名的，感冒藥、胃腸藥、營養劑等，大傳播媒體的廣告也奏效了，動不動就輕易地服用藥物。但是，卻沒有反省爲什麼會感冒，胃腸爲什麼會不好，爲什麼容易疲倦，不去找尋原因，不反省生活態度，形成過度依賴藥物的現象。

具有雙刃劍作用的藥物特性，或多或少都有毒性，胡亂使用會出現副作用或者招致意想不到的不幸，所以，最重要的就是藥物要正確使用。

現代醫學只是局部處理生病的部位，東方醫學則將病視爲是身體的異常，以整體的觀點來進行治療，同時，尊重人性，從物、心兩方面來治病。

舉個具體的實例。因爲膝關節炎而煩惱的患者，接受醫師的診療，因疼痛而腳必須靜養，由於膝關節僵直，所以，屈伸不自由。

醫師的處置會對患部進行溫濕布療法，使其柔軟，並試著要患者進行關節部的屈伸，患者則需忍耐劇痛，出院後，由療術師進行物理療法，當然在當時感覺「沒辦法，只好依賴神」；但是，三個月內的治療，病情逐漸減輕，持續治療，結果腳能屈伸、也能夠步行了。

那麼，醫師的處置與療術師的治療，究竟有何差距呢？醫師的行爲，無視於患者的痛苦，要患者嘗試屈伸腳，可以說是把人體當成零件的集合品來解釋，解剖學觀察的失策，才會產生這種做法。而療術師，也許醫學知識不如療術師那麼精通，卻是由物、心兩方面，進行全體的治療，將「氣與勢」導入患者體內，很有耐心的試著治療，此時，患者和療術師的氣完全吻合的治療就能奏效，而使得「自然良能力」旺盛，疾病能逐漸復原。

●應用精神療法的醫師

現代醫學容易忽略生命的核心，醫師的行爲無法完全肯定爲科學的、醫學的作法，其理由就在於此。

有些開業醫師巧妙應用精神療法，不讓患者注射一根針、服用一包藥就能夠解救患者。此外，一些療術師，治療經驗豐富，擁有不亞於醫師的見識、高明的技巧，當然從事廣義醫療類似行爲的人當中，有某些人的怪行爲引起了社會問題，是惡德者；有不少人則是以營利本位爲主。

另外，在醫院和診療所的經營者，及相關醫師中，也有一些惡德者。看報章雜誌、電視媒體，爭相報導這一類的事情，相信很多讀者都知道了。

●物心兩方面的全體醫術

一旦罹患一種疾病時，對於全身或多或少都會產生一些影響，例如指尖割傷，但是，氣集中於此。此外，當一個器官受損時，整體的平衡機能失調，會產生精神的壓力。

所謂病由心生，並非像機械一樣，只要更換固定的零件就可以了。生命力是藉著體內諸器官的功能而展現出來的，一旦出現缺陷時，需要綜合的治療。所以，如果把人體視為機械的醫術，胃腸使用消化劑、失眠症使用催眠劑、便祕使用瀉藥、皮膚病使用塗抹藥等等，暫時的對症療法，是完全忘卻本質的局部末梢的治療，不算是好的做法。

以往與西方醫學比較時，受到忽略的東方醫學的自然性，終於讓一些有良心的醫師開始關心它的存在。同時，來自國民大衆的支持層也出現擴大的形式。

物體能感應到氣勢（人體放射）

●握壽司為什麼好吃

我們手掌放射的氣勢（能量），不只是生物體，連物體也能夠感應到。例如，每天把飯裝在碗裡面吃，和用手掌捏成握壽司，兩者比較時，吃起來的口感完全不同。

從事休閒活動或運動會的便當，如果裡面裝的是出自媽媽愛心做的握壽司，吃起來格外美味。和餐廳裡販賣的放在木盒子中的握壽司，根本上是完全不同的。

進入壽司店聽到老闆說「歡迎光臨……」，會產生一種獨特的感覺。

因為店裡面的老闆和廚師，威風凜凜地讓氣勢集中在手掌上，做出了美味可口的壽司。

壽司好不好吃，當然米的新鮮度、等級，水量的多寡、煮的方式、調味料等各種條件都很重要。但是，做握壽司的人其健康狀態及氣勢放射的功能等，和努力犧牲奉獻的服務精神，會一一感應在握壽司上。

假設同樣是做握壽司，但是，有的人勉勉強強做，沒有任何的氣勢，吃起來自然不好吃。

此外，如果是餘命所剩無多的病弱者做握壽司，重要的氣勢無法放入，吃的人不知道，即使吃進嘴巴裡，也會覺得很難吃而不想再吃了。

人類氣勢就是如此。鄉下地方舉辦慶典或有客人來訪時，會親手做一些烏龍麵或喬麵，誠心誠意的招待客人，這時食物的美味更勝山珍海味。在這一方面，也能實際證明氣勢的作用。

第2章

進行手掌療法之前

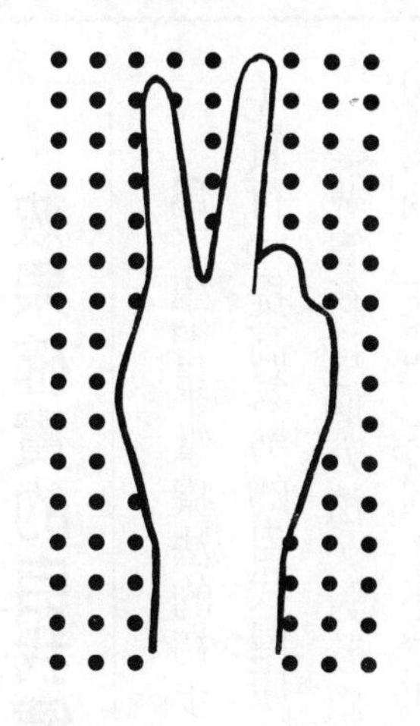

使氣勢旺盛的自我健康法

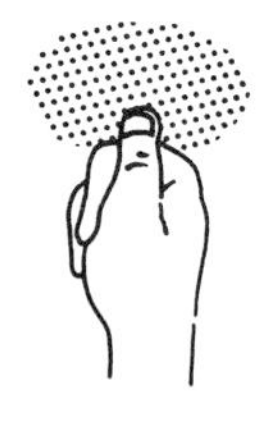

效果確實的自我健康法

為了學習手掌療法的初步和深入的技巧，首先必須先實行「提高氣勢的自我健康法」。

光實行這個方法，對於肩膀痠痛、頭痛、失眠症、胃腸病、便祕、下痢、冰冷症、腰痛、壓力等都有效。

●健康法與體操不同

衆所周知的體操，不論體質、年齡、性別等，進行一定的方法，沒有所謂的適合、不適合，而「自我健康法」則必須配合個人的年齡、體質、性別等，是不能夠勉強的方法。

簡單的說，體操是成衣，而自我健康法則是訂作的衣服。

此外，關於其效用方面，體操對適合的人而言，有助於增進健康，而「自我健康法」則是積極的治療疾病、消除疲勞的健康法。

由此可知，健康法和體操根本上是不同的。

●自我健康法的構成與實施上的注意點

自我健康法是由以下六種方法構成的，必須單獨或複數學習，最後學會全部。㈠呼吸運動法、㈡手運動法（合掌法）、㈢頸部運動法、㈣手掌運動法、㈤握力運動法、㈥腳運動法。

自我健康法是藉著肌肉的刺激反射作用而產生的，也能成爲人體的飄浮運動。例如，會自然的產生飛上去、前進，或各種的行動。

實際進行自我健康法時，必須注意的就是運動量，因個人差、體質等的不同，有人覺得不適合；亦即即使進行一定的時間運動，對A而言，可能是適量，對B而言，可能不足，對C而言，則可能過重。

因此，適當與否的判定，則是運動使得顏面潮紅，覺得心情愉快的話，則是適量。相反的，如果顏面略帶蒼白，表示運動過量；對不適合的人而言，最適合實行後述的「護身法」。

●酷使體力會縮短壽命

運動員會短命，這個事實讓我們了解到，運動容易以競技為主，酷使體力而導致身心疲勞。

尤其女性運動過重，會成為不孕症的原因，失去女性的柔美。在大傳播媒體，相當活躍的女性美容體操家，因為體操而酷使肉體，結果得了椎間盤突出症，甚至有一些參加奧運的選手，結束了短命的一生。這些情況原因都出現在酷使體力。

「自我健康法」必須放輕鬆，毫不勉強的實行，才能產生效果，總之，一定要適量進行配合自己體力的方法。

(一)呼吸運動法

呼吸運動法分為腹式和逆式兩種。

●腹式呼吸法的方法與祕訣

①保持正坐姿勢，兩膝之間張開一個拳頭寬的程度，雙腳拇趾重疊，雙手輕輕

置於膝上。

②深呼吸　好像下腹朝前突出似的，靜靜從鼻子將氣息吸入腹部；其次，靜靜地將吸入的氣息從口中吐出，稱為一呼吸。每天實行，養成習慣（一分鐘左右）。最初，以十五～二十秒為一呼吸的時間。

●腹式呼吸法的目的

為了增強精神及肉體的氣勢，進行深呼吸。以前認為腹部是精神寄宿處（俗稱高天原）。健康、善惡、信用等，全都用「腹」這個字來表現。

●逆式呼吸法的方法與祕訣

①保持正坐的姿勢，與腹式呼吸的要領相同。

腹式呼吸法
膝打開一個拳頭寬。
下腹朝前突出，
用鼻子吸入氣息。
正坐，左右腳的拇趾交疊，
背肌挺直。

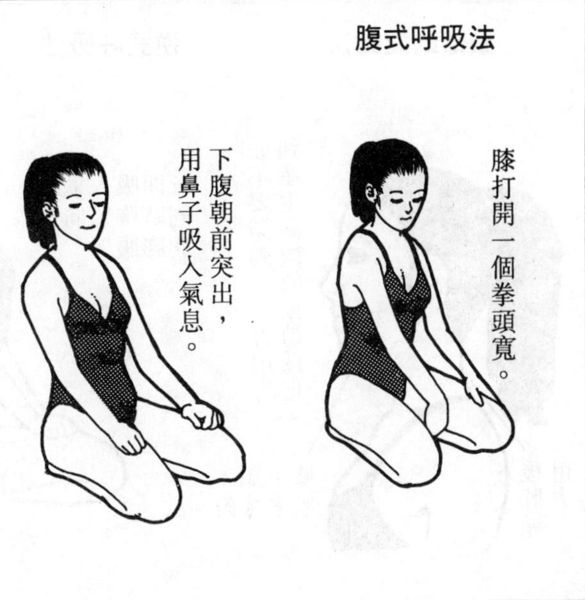

②逆式呼吸是靜靜的從口中吸氣，胸廓向上抬起鼓脹，讓這個氣息慢慢的下降到腹部，再靜靜的由鼻子吐出氣息。

●逆式呼吸法的目的與注意事項

吸氣時，容易肩膀上抬或頸部縮短。較瘦、頸部較長的人，是「虛證體質」，而非常細的話，則是屬於「結核型」。

實行此呼吸法，使頸部肌肉發達。開始時會出現肩膀僵硬、胸輕微疼痛的現象。這是調整體調的過程中所產生的反應，不需要擔心，立刻就會痊癒了。

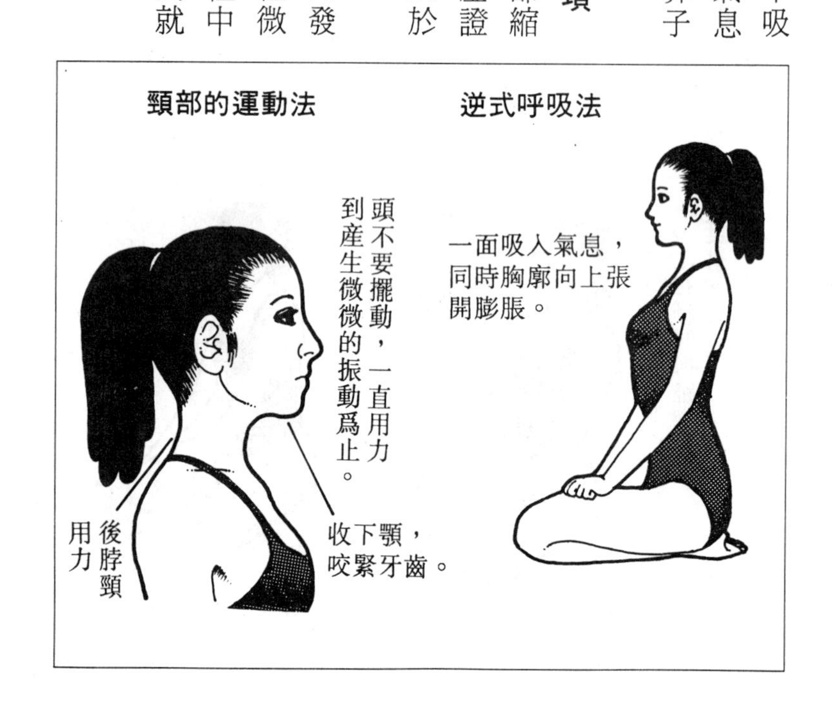

頸部的運動法
逆式呼吸法
頭不要擺動，一直用力到產生微微的振動爲止。
一面吸入氣息，同時胸廓向上張開膨脹。
後脖頸用力
收下顎，咬緊牙齒。

(二)手運動法

●合掌法的方法與祕訣

保持正坐的姿勢，兩膝打開一拳頭寬的距離，合掌。輕輕閉上眼睛，感覺好像用指掌呼吸似的，致力於氣的集中。

合掌的雙手，開始產生熱氣，如同螞蟻在手上爬似的，癢癢的。又好像有弱電流通過似的，有觸電感。

另外，也像涼風吹拂般的感覺。合掌時，雙肘在肩膀的高度彎曲。

合掌時間進行五~十分鐘。氣集中在合掌上，會覺得合掌上的雙手逐漸擴大，高舉到空中，猶如在雲上合掌似的。最初當然不可能達到這種境地，

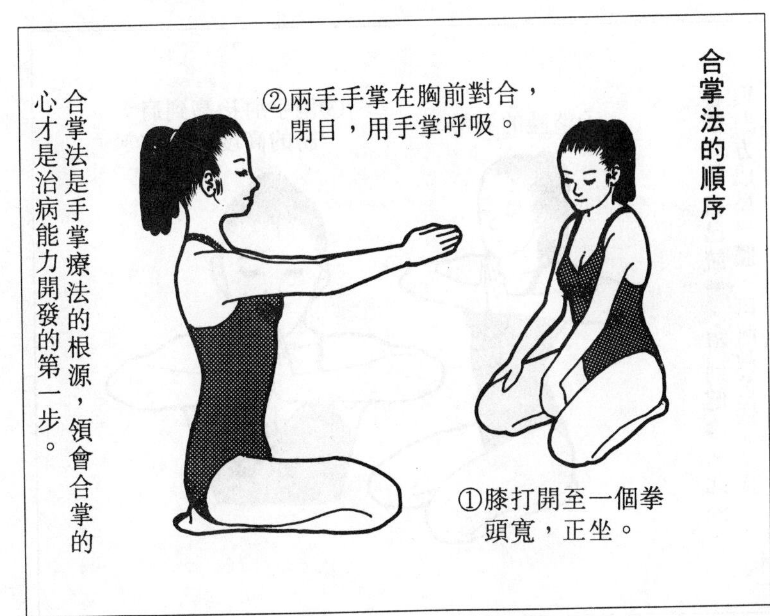

但是，每天進行就能達到這種境地。

合掌的雙手會自然產生動作，朝上下左右擺動，有時身體坐在那兒，會出現往上彈五～十公分的現象。

●合掌法是「手掌療法」的根源

手掌療法的根源始於合掌法。合掌是人類相互打招呼，或神佛與人類聯結的橋樑。治療則是採用握手的變形。「手掌療法」也稱爲「拜合療法」。

能夠領略到合掌的心，就好像踏出治病能力開發的第一步。

合掌是左右手掌併攏，自行統一，或伸出手，與對方合爲一體，治療對方的苦惱，改正自己的異常部位，致力於治病與健康的方法。

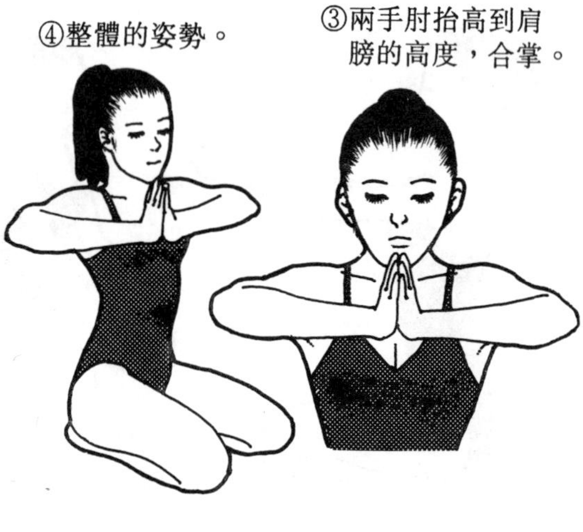

合掌可使自己統一，得到健康。此外，與對方成爲一體，可解救苦惱。

手掌療法最初該怎麼做才能夠學會治療的技巧呢?或要治療幾次才能夠治好疾病呢?這些慾望都要捨棄,在無心的狀態下,合掌後,進行治療。

不要半信半疑認爲到底有沒有效,或想要試試看,這種掉以輕心的心態,無法掌握此種療法的眞髓。從基礎開始學習,成爲你自己和家人一生幸福守護本尊的「手掌療法」。所以,一定要認眞的進行,相信你一定會體會到它的眞正價值。

●利用手指或手掌呼吸

合掌法最初會敘述「用指掌呼吸……」,有的人不了解,有的人覺得不可思議,在此補充說明其理由。

呼吸大都是經由鼻或口,及全身皮膚呼吸,所以,手指也能呼吸。合掌時,氣集中在手上,就能用手指呼吸。此外,他人合掌時,也能了解到是用手指呼吸。

另外,自己的手掌指向他人的手指時,就可以知道從這個人的手指呼吸。當手指移動時,這個感覺也使得人的手指一起移動。如果能夠體會到這種感覺,手掌朝胸部和腹部接近,立刻就會感受到「氣」。

●接觸進而了解體調

接觸手掌,感覺發熱的部位,是身體功能過敏的狀態。溫感較強烈時,是這個部位鬆弛的狀態。發冷時，則是遲鈍的部位。事實勝於雄辯。請把手放在自己身體的某個部位，或手放在家人的身體上，覺得如何，是否能了解其感覺呢？

「手掌療法」即使不必直接接觸肌膚，只要雙方的「氣」相合，就能有所感覺。如果雙方的「氣」不合，即使坐在隔壁也無法感覺到。

所謂遠隔療法就是利用手掌，對住在遠處的人放射「氣」，使對方得到健康。如果雙方的「氣」互通，便能辦到。

其次，合掌的雙手手掌，距離三～五公分左右，左右相對，漸漸感覺好像有磁力互相吸引似的，黏在一起。

合掌法的順序是以正坐～合掌～閉目的方式進行。而在其前後進行呼吸法。進行合掌法時，如果氣散漫的話，毫無意義。此外，氣脫離的狀態下，即使長時間坐在那兒也無用。

㈢頸部運動法

●施行的方法與祕訣

①坐著或站著都可以進行。

②收下顎，牙齒輕咬，後脖頸用力。

③注意不要擺頭，盡可能在產生小幅度微動（震動）的程度下用力。

④十～二十秒內停止，調整呼吸結束。

●特別注意事項

收下顎，後脖頸用力，脊柱自然上抬，形成肩下落的狀態。因體質的不同，這個運動可能會暫時出現耳鳴、咳嗽，或嗆到的感覺，這是一種「反應」，以後就會舒適了。

●效果

喉嚨痛、感冒時，趕緊進行這個運動，具有速效，能防患疾病於未然。在上班、上學途中，坐在車上，可以自由進行。想到的時候，盡早實行。

具有消除疲勞、去除肩膀痠痛的速效。對於輕微的蓄膿症或耳病、扁桃腺炎、顏面神經痛等也有效。

㈣手掌運動法

●施行方法與祕訣

①正坐的姿勢。

②雙手朝左右充分張開，彎曲手肘，水平抬到胸的高度（手掌朝下，相對的左右手指間隔約三公分）。

③左右同時做開胸的伸展動作，迅速回到原先的位置。迅速進行這個屈伸運動。

④屈伸運動的次數，因年齡、體質的不同而有不同，大約進行十～三十次。直到運動時，臉發紅，感覺心情愉快爲止。

伸展時，要「哈」的呼氣，還原時要放鬆，「嘶」的吸氣。

如果進行到覺得呼吸困難時，表示進行過度，會造成反效果。

●用手掌了解健康度

就好像檢查車子一樣，每天都必須注意自己的體調。爲各位敘述用手掌了解健康的測驗方法。

早上醒來之後，雙手用力握住，如果立刻產生力量，表示合格，今天一天都能很有元氣的活動；如果沒有力量，就必須注意，表示體力衰退。

「搓手」是懂得做生意的大阪商人的拿手絕活之一，也是自然培養的一種姿勢。平常搓手能夠防止心臟或血氣上衝，尤其能夠按壓在手掌中心的陷凹處（勞宮穴），使頭腦清晰，努力做生意，顧客高興，生意會更興隆。

●注意事項

屈伸運動必須注意牙齒輕咬，兩手肘不可朝下實行。目的是為了進行手臂和手掌運動。同時，使手掌的氣力放射旺盛。但是，二～三次的屈伸，如果會產生呼吸困難、心悸現象的人，表示不適合這運動，應該要使用「護身法」。

㈤握力運動法

●施行方法與祕訣

①正坐，彎曲兩肘，抬高到胸的高度。

②彎曲拇指，四指緊握在一起。

③握住的手指，掌面朝下，手肘

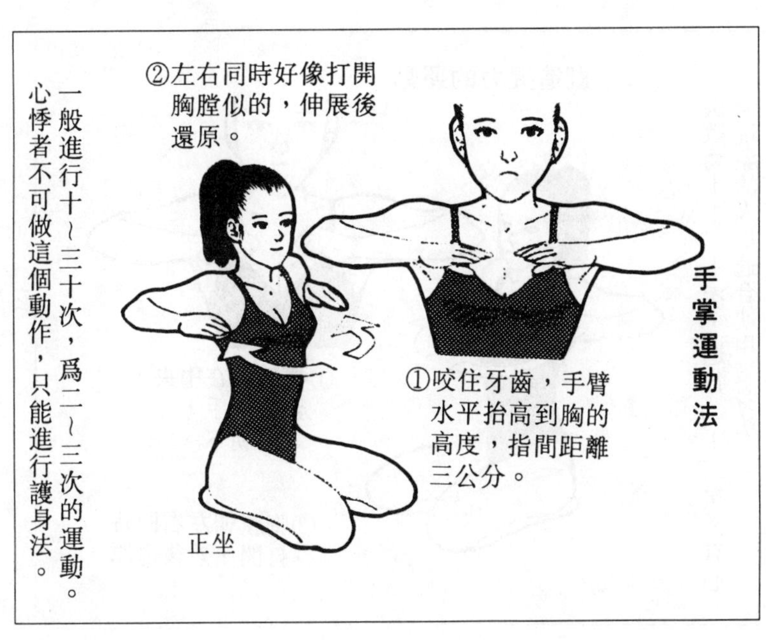

手掌運動法
①咬住牙齒，手臂水平抬高到胸的高度，指間距離三公分。
②左右同時好像打開胸膛似的，伸展後還原。
正坐
一般進行十～三十次，爲二～三次的運動。心悸者不可做這個動作，只能進行護身法。

保持水平，同時，胸廓朝左右打開，朝側面用力，哈哈的呼氣伸展，再迅速還原。

④反覆進行次數，因年齡、體質的不同而有不同。以十～三十次較爲適當，至顏面潮紅爲止。因爲是自己進行的方法，所以，以覺得心情愉快爲標準。

●注意事項

任何物品如果不牢牢握住的話，就會掉下。尤其握住重物需要強而有力的手指力量。爲了提高握力，使氣力旺盛，這運動能使氣力發揮效果。

同時這也是背部和胸部肌肉的運動。姿勢正確、挺直脊柱、咬緊牙齒，

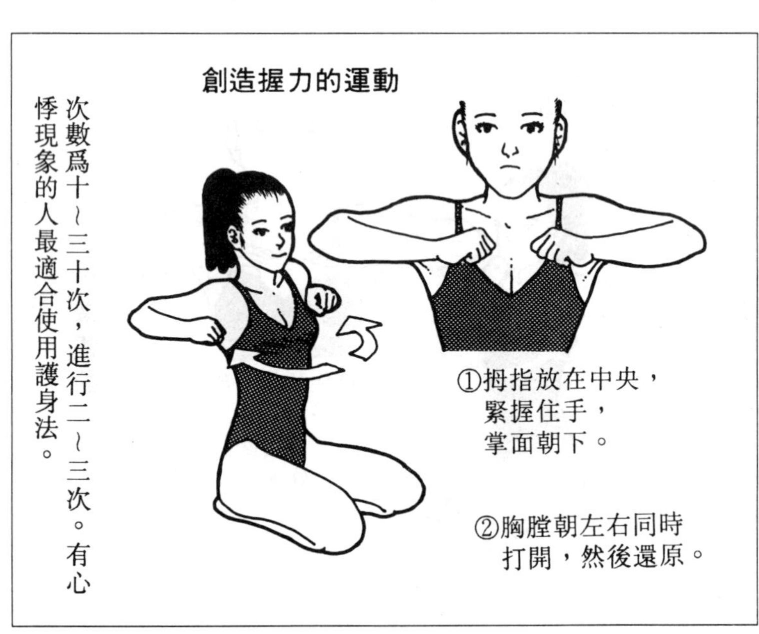

創造握力的運動
次數爲十～三十次，進行二～三次。有心悸現象的人最適合使用護身法。
①拇指放在中央，緊握住手，掌面朝下。
②胸膛朝左右同時打開，然後還原。

很有元氣的進行到臉紅爲止。運動後的爽快，能使身心舒暢，有助於消除壓力。與㈣的運動法同樣的，有呼吸困難或心悸現象的人要避免。

㈥足運動法

足運動法是以「直立」與「仰臥」兩種姿勢來進行的。

●直立進行的方法

①直立，雙手插腰。
②單腳上抬五～十公分。
③腳尖稍微用力，往後仰（腳尖朝下做運動時，會碰到地面或榻榻米，損傷腳趾）。
④從腳踝起，靜靜朝前後擺盪，自然地擴大擺盪的幅度，從腳踝先開始移動，同時，有一種爽快的震動感，傳遍全身。
⑤時間一次進行三十秒～一分鐘較爲適當，左右腳交互施行。

●注意事項

單腳上抬，擺盪時，最初身體會晃動，所以，最好一隻手扶著牆壁或柱子，較

脚的運動圖
（直立的姿勢）

①雙手插腰，單腳上抬抖動。

5～10公分

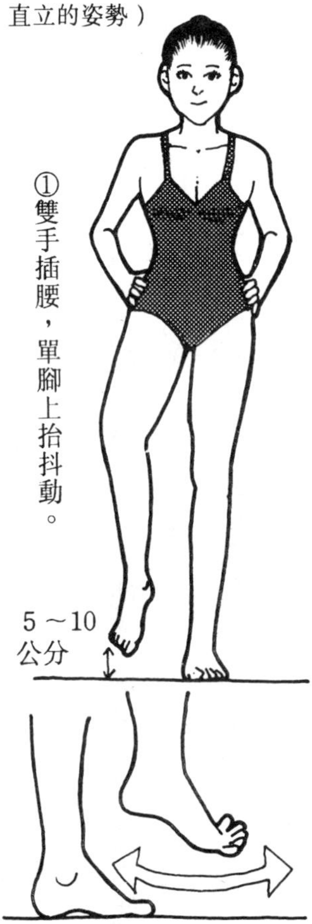

②指尖朝上，腳細細地朝前後擺動。

●時間一次30秒～1分鐘，左右交互進行。

穩定。此外，腳上抬過度時，變成只有膝以下擺動，根本無效。

●效果

在開車的社會中，現代的年輕人腳的力量較弱，容易疲勞，即使無異常，但光是腳疲勞，整體而言，欠缺平衡的功能。如果走路走累了，可以脫掉鞋子，左右交互施行，能夠使腳輕鬆步行且更輕盈。

這運動能夠治病，同時增進健康。每年夏天，有很多人溺水，大部分的原因是因爲腳的腓腸肌（小腿肚）抽筋所造成的。在游泳前後，進行這個運動，非常有效，一定要活用。

此外，在坐下之前，或站起來時實行，能夠防止腳發麻，即使發麻，也能迅速復原。這運動，早晚每天持續進行，能夠使腸胃強健，不容易發麻或抽筋。對於失眠症、肩膀痠痛、便祕症等也有效果。

●仰臥進行的方法

①保持仰臥的姿勢。

②單腳（左右任何一腳皆可）上抬，腳跟與地面間隔約四十～五十公分，膝彎曲成ㄟ字型。

③腳踝朝前後輕輕擺盪、微動。

④時間十～二十秒最適當，左右腳交互進行。次數以一次爲原則，因體質的不同，有的人進行二～三次也無妨。

標準就是覺得心情愉快，腳輕鬆即可停止，不可以做得過度。

最初，腳無法順暢地移動，但是，技巧熟練後，可以雙腳併攏，同時進行。

●效果

使上衝的血氣下降，睡得很好。手腳冰冷或腳發燙，晚上不把腳伸出被子就睡

仰臥姿勢運動圖

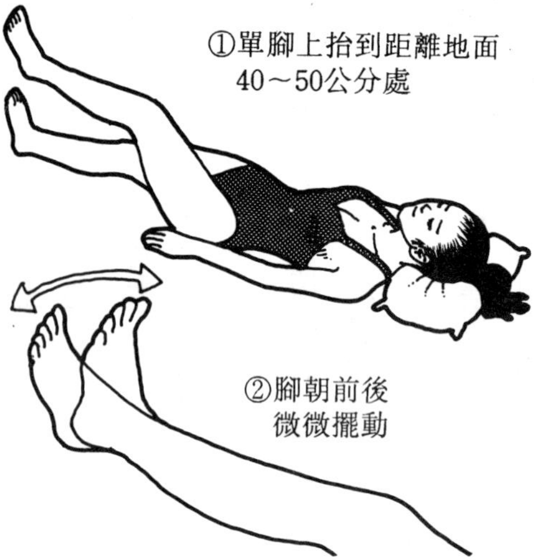

①單腳上抬到距離地面40～50公分處

②腳朝前後微微擺動

時間約十～二十秒左右交互進行。對失眠症、消除疲勞、美容，及防止過胖等有效。

不著的人，使用這個方法有效。

以前有所謂「頭寒足熱」的說法，「頭冷足溫」才是健康的狀態。如果頭冷得像冰，腳熱得發燙，表示身體異常。

東方醫學有「病不出四關」的說法。當我們健康受損時，其異常會出現在四肢（手、腳）的關節（手肘或膝），經由指尖出現熱、痛、冷、發麻、痠痛、浮腫、腫脹等的現象。

手腳關節（手肘、手腕、膝、腳踝）的周圍，有提高自然良能力的穴道（原穴）。此外，對急性病有效的穴道（郄穴）和對慢性病有效的穴道（絡穴），都在手腳。

創造體力的護身法

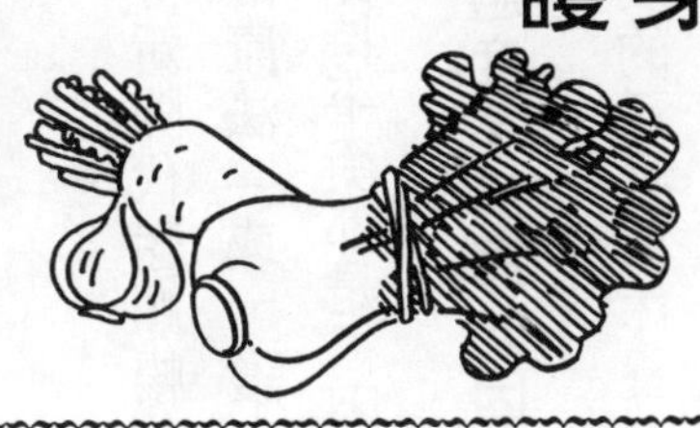

護身法的目的

先前敍述過「自我健康法」是讓身心無異常的人提高氣勢、強化治療放射力而進行的方法。在此教導虛弱者、容易疲倦者，或在醫療上較難治療者使用的「護身法」。

「自我健康法」利用運動可以消耗掉體物質及熱量，將不需要的脂肪和老廢物排泄到體外，使血液循環及新陳代謝旺盛。像這種使用身體原有之物維持健康的方法，漢方理論稱爲「瀉」的醫術。

相反的，「護身法」則完全不會消耗掉體物資，而是使新陳代謝和氣力充實，相當於「補」醫術的珍貴治療法。

人體藉著食物（營養）與睡眠（休養）而補給能量、

消除疲勞，能健康的進行每天的活動。

本身新陳代謝順暢的人，不需要「自我健康法」或「護身法」。任何事情要保持平衡都是很困難的。

●功能過度是疾病的因素

適度的活動或休養有助於增進健康，但功能過度會成爲疾病的誘因。

護身法不會消耗掉你所擁有的能量，卻是使身心擁有活力的方法。

最重要的就是身心的安靜，不可以說太多的話、不可以看太多的電視、不可以聽太多的收音機，這些都會導致體物資（能量）的消耗。能量

●健康法或治療慢性疾病必須注重整體的治療

「手掌療法」理論上與醫術不同，是人類自然學會的治療法。因此，撞傷或腫個疱、燙傷或割傷時，我們會在瞬間用手去接觸患部。另外，出現肩膀痠痛或腰痛，也會很自然的用手抵住局部。

爲了進行合理的治療，急救方法當然對於局部有效。但是，如果當成健康法或治療法性疾病時，不只對於局部，也要對於整體進行治療，這點非常重要。

治療要按照(1)頭部（包括顏面）(2)頸部(3)背部(4)腹部(5)腰部的順序進行。從(1)～(5)當中選擇必要的部位進行治療會更有效。

的蓄積，與睡眠同樣的動作，閉目養神，是有效的方法。

●護身法的方法與祕訣

「護身法」的根本是致力於身心的統一。坐著的時候，雙腳拇趾重疊，兩膝緊靠在一起。如果是坐在椅子上或坐在車上有位子的時候，可以擺好姿勢，雙腳併攏，兩膝靠攏。

護身法的優點是，隨時隨地都可以進行。

雙臂交叉，同時插入左右腋下，雙肘輕輕貼胸。

手掌分開，只有四指貼在腋下，拇指則輕輕碰觸手臂和胸根部。

原則上，手掌要與肌膚直接接觸。外出時，即使隔著外衣也有效果。身體活動時，是消耗掉所有體物資「瀉」的作用；而「護身法」則是「補」的作用。因此，完全不用擔心施行過度或副作用的問題。在日常生活中，可以隨時地應用。

●一次做五～十分鐘能夠安眠

沒有時間限制，不過每天就寢前，持續五～十分鐘，能夠安眠、消除疲勞。

●護身法為何有效

靜脈血液從心臟到達肺，在此血液中的二氧化碳被排出體外，從空氣中吸收氧，成為新鮮的血液（動脈血），在全身的組織細胞循環。

此外，循環體內的淋巴液，集中在淋巴管，注入鎖骨下靜脈，因此，腋下周圍在生理上是重要部位，容易產生疲勞。

腋下中央的穴道是心經的「極泉穴」，進行手掌療法時，除了心經以外，也能使肺經的功能正常。

保持「護身法」的姿勢，使得體內組織液（血液、淋巴液」的循環良好，就能夠自然發汗、去除老廢物。同時身體溫熱、能量集中，如果因為感冒而覺得發冷時，不會消耗體力、氣力，能夠爽快地消除身心的疲勞。

●適合這些症狀

不健康的人、動作遲鈍的人、無法忍受重勞動工作的人、容易感冒的人、肩膀痠痛、五十臂（肱神經痛）、不適合伴隨體操動作等健康法的人，「護身法」是非

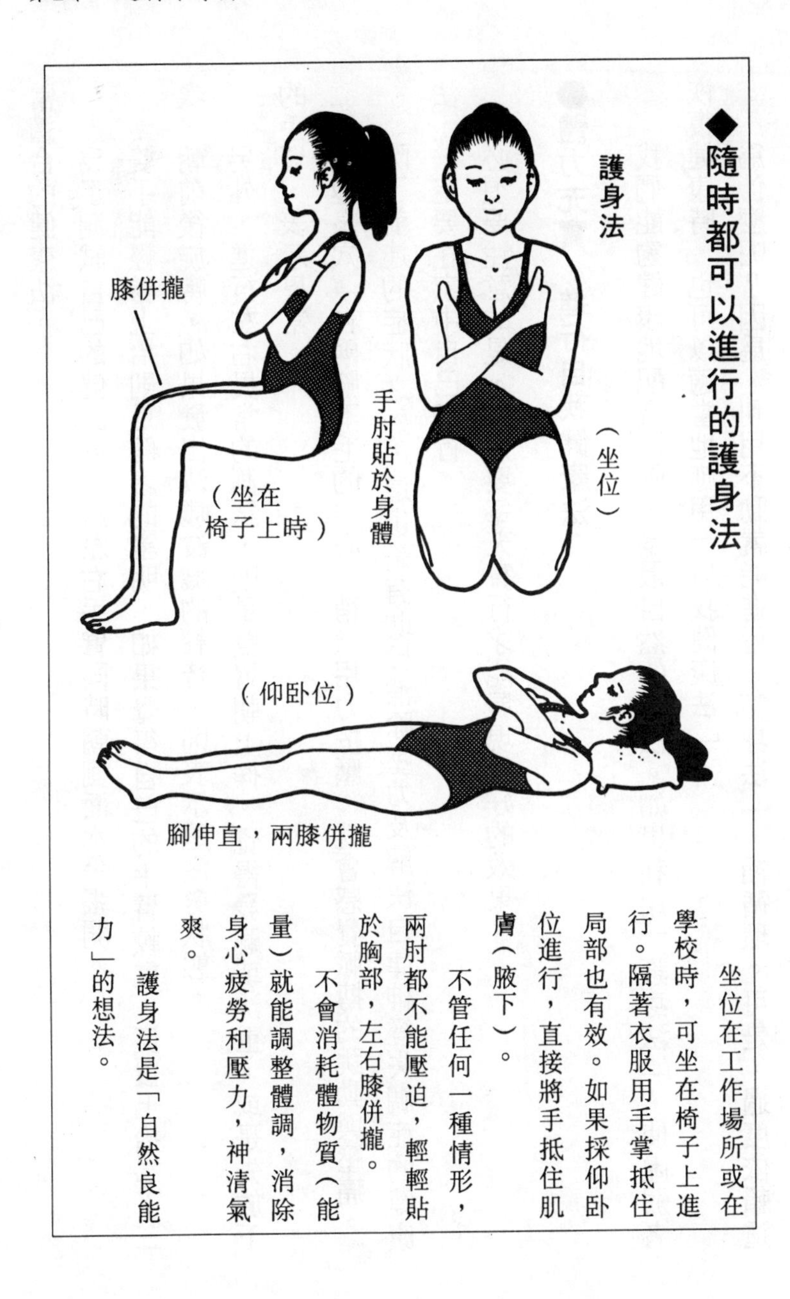

坐位在工作場所或在學校時，可坐在椅子上進行。隔著衣服用手掌抵住局部也有效。如果採仰臥位進行，直接將手抵住肌膚（腋下）。

不管任何一種情形，兩肘都不能壓迫，輕輕貼於胸部，左右膝併攏。

不會消耗體物質（能量）就能調整體調，消除身心疲勞和壓力，神清氣爽。

護身法是「自然良能力」的想法。

常適合的健康法。

為了測試自己的健康度，將左右手臂同時朝側面水平張開。雙手能輕鬆上抬則是健康的證明，如果覺得自己的手臂較重，反覆上抬二～三次，朝前後旋轉，如果發出波嘰波嘰的聲音，則表示是疲勞狀態。

另外，進行左右異常的測試，則是雙臂朝上伸，覺得發麻或沈重，或是先放下的手臂，表示異常。

「極泉穴」在兩腋下毛的中心，稍微用力按壓，就會感覺脈搏的跳動與壓痛。除了前述的症狀之外，這也是有助於消除壓力及解決自律神經失調症的健康法，一定要在家中自己實行。

必須要注意的是，一定要每天實行才能展現出好的效果。

●體力充實，進行自我健康法

我們能夠健康地配合活動，是最自然的方法。如果利用「護身法」，使虛弱者恢復健康時，也可以適當地應用「自我健康法」。

為什麼呢？因為，利用不動就能進行「護身法」，補循環。可是，過度依賴這個方法，會逐漸喪失人體所具備的活動性。因此，除了「補」的治療之外，「瀉」的治療也很重要。陰陽是並存或相對的，這是宇宙的循環性，是宇宙的道理。

相生與相剋是病理學

●人生的幸福從相生開始

相生相剋的道理在比西方醫學的病理學更早的二千年到三千年前，就已經在東方醫學中，爲病理學家所應用。

所有的物質分爲金、木、水、火、土（五行），生物全都在五行的影響下運行，這五種互相扶助、互害，造成五行的相生相剋、人體五臟也有五行。

◎生部

木（肝）　生火（心）

火（心）　生土（脾）

◎剋部

木（肝）　剋土（脾）

火（心）　剋金（肺）

土（脾）生金（肺）
金（肺）生水（腎）
水（腎）生木（肝）

土（脾）剋水（腎）
金（肺）剋木（肝）
水（腎）剋火（心）

例如，肺（金）的疾病需要藉助脾（土）的作用，亦即土生金相生。肺（金）的疾病會伴隨肝（木）的衰弱出現。因此，相剋的金剋木。腎臟的疾病一旦轉移到心臟，會成爲難治之症，這就是因爲水（腎）剋火（心）。

●了解相生

利用十二支的生年，了解自己與對方的「性」。木性＝寅、卯，火性＝巳、午，土性＝丑、辰、未、戌，金性＝申、酉，水性＝子、亥。

五行的道理活用在治療和人際關係上，就能產生幸運。相生同志心意互通，具有速效。相剋者會懷疑效果，心意無法互通，往往無法展現預期的效果。

要了解反應的知識

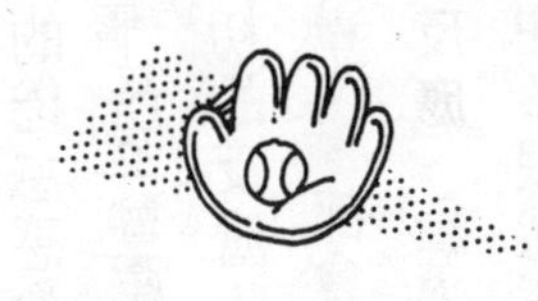

反應是逐漸復原的指標

每天持續進行自我健康法或手掌療法，身體變得敏感，治療疾病、增進健康，使得功能（自然治癒能力）恢復正常。

但是，到達治癒的過程之前，身體會出現各種的變動，這些事情一定要了解。這個變動醫學稱爲「反應」。東方醫學稱爲瞑眩。

在進行治療時，如果沒有出現「瞑眩」的現象，就表示病未治癒。總之，「反應」就是疾病逐漸治癒的指標。

●反應有三步驟

①遲緩反應　通常在十天至兩週內，持續治療時，

萎縮僵硬的肌肉會逐漸遲緩。就好像長期泡澡後的倦怠感會出現，但是，覺得很愉快，甚至會產生一種快感。

這是最初的反應，經過這個狀態之後，無論晝夜，都會很想睡。

②過敏反應　經過了遲緩反應期之後，以往在冬眠狀態中的人體機能和知覺會覺醒；皮膚好像被水沖洗過一樣，感覺非常寒冷。

這時期會出現過敏反應，包括發燒、下痢、全身發汗、疼痛、腫脹，有時會懷疑自己是否罹患了急性病，會出現這些過敏的變化，

③排泄反應　經過了①②的反應期之後，出現第三種反應就是排泄

●了解反應與禁止通行的意義

在疾病治癒的過程中，出現的反應就好像道路工程中的禁止通行或暴風雨後翌日的快晴似的。爲了恢復原先的健康，必須體驗不快的症狀或痛苦。這也是因個人所具備的自然治癒功能所引起的。

平常勤於照顧身體，徹底做到防患疾病於未然的健康保護工作才是聰明的方法。

疾病必須靠自己的養生和治療而自然痊癒，醫師和藥物只不過站在輔助的立場幫助患者而已。但是，現在主客顛倒的思想滲透於大衆之間，實在是非常愚昧的做法。要趕緊從迷夢中醒來，方能得到真正的健康。

期。身體的老廢物和不良物會自然排泄到體外。

例如神經系統異常的人，皮膚會出現各種的變化，汗增多，有時會好像是皮膚病的症狀出現。就是利用發汗使得疾病逐漸痊癒。因此，自己和他人都能了解這是一種「反應」。

老廢物排泄

在「反應」期間內，由於發汗和老廢物由皮膚排泄，所以，肌膚非常骯髒。指甲容易長長，頭髮的頭皮屑增加，有體臭。另外，有時體內臟腑的結石會排出。

當然，不見得反應期會出現結石，大都會排泄較臭的尿。

此外，有時會有大量的下痢或流鼻涕等現象出現，這是疾病即將痊癒前，大家都有的經驗。一旦出現排泄反應作用，就表示疾病即將治癒了。

●反應是即將痊癒的里程碑

在此詳述「反應」的理由，是因爲，無論何人，在產生過敏反應前，都會覺得很愉快，好像病快好了，但是，一旦產生反應後，身體各處的疼痛、倦怠，甚至五～十年前撞傷所引起的疼痛會再發。這是因爲當時受傷時治療不充分，並未完全治癒的緣故。但藉著手掌療法，可以使自己的治癒能力清醒，才會產生疼痛，只要持續治療，就能夠根本治癒。

因此，就算出現各種「反應」，也絕對不要誤解或驚訝，應該了解到「反應」是疾病逐漸痊癒的里程碑。

當然具有個人差，但是，如果反應期能夠輕鬆地度過，逐漸走向痊癒之路，不要對於「反應」太過於神經質。

●減輕反應症狀的祕訣

要減輕「反應」的症狀，以下的工夫也是聰明的方法之一。

①遲緩反應期要努力使身心放鬆。例如，想睡得不得了，倦怠的時候，立刻躺下來；沒有食慾的時候，也不要勉強自己在用餐的時候吃東西。

此外，移到②過敏反應期時，感覺好像有冷水流過皮膚下方似的。

出現強烈「反應」的人，要靜養，使身體溫熱、發汗，出汗後，要擦拭掉，注意不要著涼。有時在發冷後，感覺會發熱，但這些症狀都不要緊，因爲「反應」本身就是發現自己所具備的「自然良能力」的表現。

不要因爲發熱而驚訝，動不動就用「解熱劑」，這是錯誤的做法。爲什麼呢？因爲在發熱前，使身體安靜，保持溫熱，發熱以後，起床後，反而會產生一種快感，簡言之，過敏反應期不需要修養。

進入③排泄反應期時，身體的拘束完全解除，不需要的老廢物排泄旺盛，容易流汗。另外，雖然沒有吃什麼不好的東西，但是，會有變色的排便現象出現，這是因爲體內不需要的物質大量排泄出來，形成下痢現象。

後脖頸和肩膀痠痛，或到處僵硬的腰部肌肉，也會因爲排泄作用而得到紓解。從過敏期到排泄期時，有時出現發熱的現象，這是一種自淨作用，只要自然達成目的之後，即能解熱，所以不必擔心。

●促進治癒的脚的溫浴

在反應期對脊椎部施行手掌療法，就能擁有正確的經過，而且迅速放鬆身體，促進老廢物的排泄。

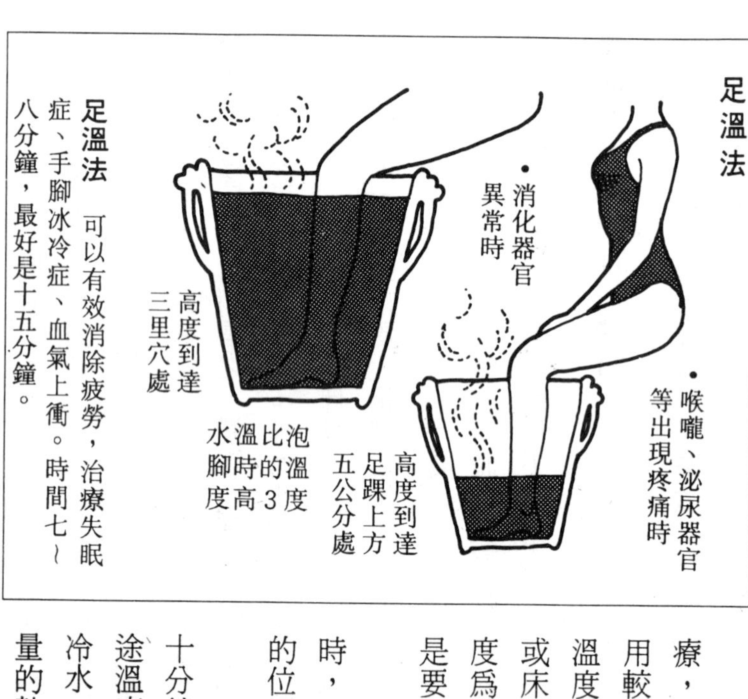

足溫法
•喉嚨、泌尿器官等出現疼痛時
高度到達足踝上方五公分處
•消化器官異常時
泡溫比的溫時高3度水腳度
高度到達三里穴處
足溫法 可以有效消除疲勞，治療失眠症、手腳冰冷症、血氣上衝。時間七～八分鐘，最好是十五分鐘。

尤其在「反應」經過的其中的治療，像喉嚨或泌尿器官等出現疼痛時，用較大的水桶倒入溫熱水（比泡澡的水溫度高約二～三度的水），坐在椅子上或床上，雙腳同時放入水桶中浸泡（高度爲足踝上方五～十公分處）。目標就是要充分浸泡到三陰交穴的位置。

當胃腸等消化器官系統出現異常時，高度要到達能夠充分浸泡到三里穴的位置。

時間方面具有個人差，大約爲七～十分鐘，最多十五分鐘較爲適當。在中途溫度會降低，因此，要適當去除一些冷水（三分之一左右），再加入相同分量的熱水，保持一定的溫度浸泡。

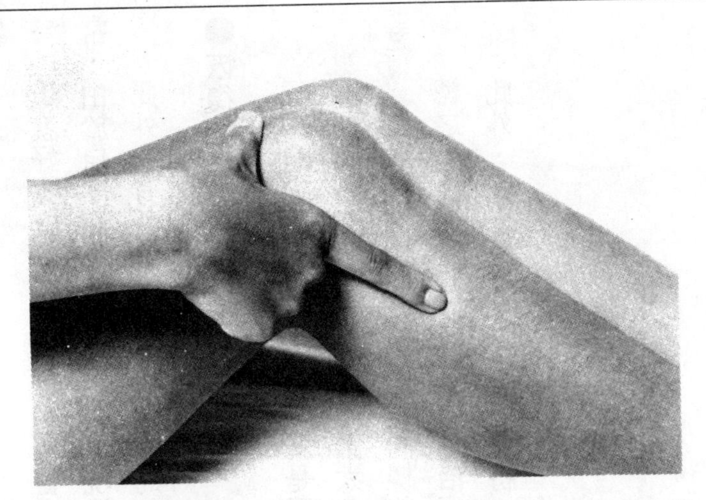

三里穴的測量方法　拇指抵住髕骨的上緣，食指伸直所接觸到的陷凹處就是穴道。進行指壓時，要採用拇指雙合法。

浸泡之後，雙腳通紅溫暖時便可；如果還有一隻腳並未溫熱，只有這隻腳再浸泡三～五分鐘，保持同樣的溫熱及發紅的現象。

這方法在就寢前施行，全身溫暖，上通的血氣下降，能夠安眠。第二天早上起床時，神清氣爽，尤其剛開始感冒而應用時，能夠發汗，而且迅速退燒、復原。

●出現變色的糞便或尿液

過了排泄反應期後，上廁所時，請注意排便的顏色。會出現紅、黃、綠、茶、黑等變色的糞便，尿的顏色也會變成骯髒的黃色、茶色等，有變色的排尿現象。

這就好像進行水道工程時，暫時會排放汙水一樣，就是因爲身體機能恢復了正常，由於自淨作用的結果，而出現這些排泄現象，可以安心的觀察經過。

此外，有時會出現顏色骯髒的發汗現象或全身有發疹的現象。

●恢復期的注意事項

反應消失，恢復期的養生就是讓身體休息，注意不要著涼。

不要因爲心情愉快就開始做太多的事情，在想要自然活動之前，一定要耐心的等待。對於急性病而言，也是同樣的道理。

總之，要遵守「一養生、二治療」的治病鐵則，才是眞正獲得健康的捷徑。

此外，完全痊癒之後，也要將「手掌療法」當成你的吉祥物。

核桃運動與手掌療法

●自古就有的長命術

在日本和中國，昔日有手掌上握著兩個核桃，用手指不斷使其旋轉的健康法。現代也有很多實行者。經常有人向日本長野縣的核桃細工業者訂購核桃。

最近，經由辛苦的研究開發，利用特殊製法製造出帶有磁氣、磁性的核桃模型，做成巧克力色，好像非常鮮豔的藝術製品，觸感良好，使用時不會破損，能夠長期使用。

磁氣核桃是將誕生於古代生活智慧的核桃手指運動，加上磁氣療法而形成的獨特健康運動器具。在實行「手掌療法」前後，進行核桃運動，能夠使氣力和精神集中於手指，提高效果。

●手指產生健康

女子教育的權威棚橋老師，活到一百零二歲，他長壽的祕訣就是經常利用核桃進行手指運動。

美國的億萬富翁九十一歲的高齡長壽者，上一代的洛克斐勒先生唯一的健康法，就是從青年時候開始彈班卓琴（類似吉他的樂器），即使忙碌沒有空的時候也會模仿彈琴的樣子。

手指與所有的內臟和頭腦都有關，手指輕微的運動能促進血液循環，使頭腦運轉良好，有助於消除壓力和焦躁，因此，能夠得到健康長壽。你一定要從今天開始實行手指運動，活用「手掌療法」，建立自己的健康。

第3章
初步手掌療法的實際應用

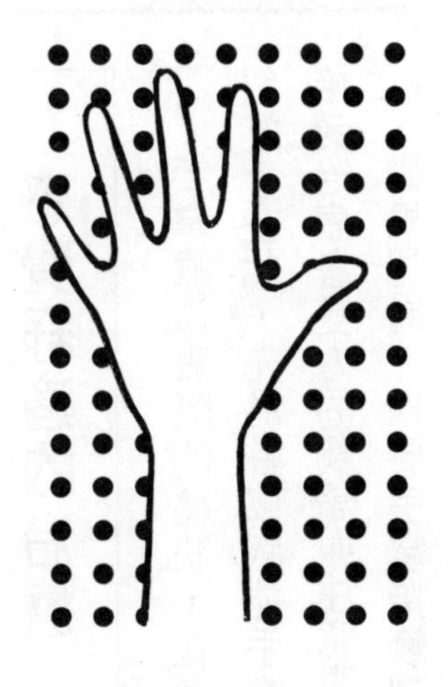

手掌的正確使用法與祕訣

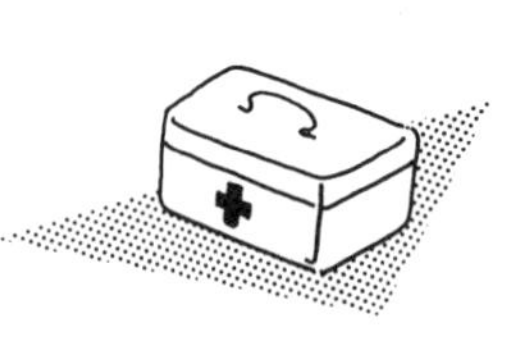

感覺舒適的治療

手掌療法實際的祕訣，在各症狀別的治療項目中再敘述。在此，先爲各位敘述手掌的使用方式及治療者和接受治療者雙方的觸感與注意事項。

如果認爲，只要手掌接觸到疼痛或痛苦的局部，立刻就能治好；這種想法，好像是神所製造的奇蹟一樣，是不可能的。

要完成任何事情，必須基於自然科學的立場，先做好準備及訓練。例如，剛煮好飯，冰冷的手掌接觸對方的肌膚或自己的肌膚，感覺如何呢？剎時有一種「好冷啊！」的不快感，這時即使進行治療也無用。此外，手掌在火上烤或因爲感冒發燒而發燙的手掌，抵住患部，反而會給予肌膚不快的刺激，無法產生效果。

●進行調和的治療

利用前章敘述過的「自我健康法」或「護身法」，提高「氣勢」，將調和到人體肌膚溫度的手掌抵住患部。

另外，抵住肌膚的手掌，不可以有任何的壓迫或阻礙感，如同棉花抵住肌膚般，必須有這種舒適的感覺。

抵住肌膚的手掌，會漸漸發熱，經過五～十分鐘後，好像手掌與肌膚黏在一起，同時手掌和肌膚會覺得好像有弱的電流或螞蟻在爬似的，有癢癢的感覺。

自己進行治療時，會產生同樣的感覺。亦即藉著手掌，好像雙方溶爲一體的感覺。當然因體質、個人差、症狀等的不同而有不同，不過，進行十～二十分鐘的治療，就能緩和疼痛或發熱的現象。

如果患部爲複數，則仍須對下一個患部進行治療。

●家庭的急救治療

燙傷、割傷、撞傷等，急救治療時，手抵住患部，此時與被傷害時的瞬間，同樣的疼痛會再現，這就是手掌療法奏效的反應，持續治療五～十分鐘之後，疼痛會自然消失，但是，這時手不能離開，再繼續治療就會產生最初三分之一程度的疼痛，這疼痛完全去除之後，手方能移開。到完全治癒爲止，手掌療法不會造成任何的刺激，因此，一天進行幾次治療都無妨。

另外，若發炎症狀或疼痛劇烈時，必須進行三十～六十分鐘的鎮痛治療，就能產生顯著效果。

手抵住患部時，手掌可能會有一種刺痛感或強烈的發麻感，當患部的發炎症狀或疼痛去除時，這種感覺自然就會消失了。

但是，如果是細菌等侵入患部的疾病，產生發抖的症狀，是惡性的疾病，一定要接受醫師的診療。

人體所具備的自然治癒能力或手掌療法，對一些處理較遲的疾病或症狀，還是有它的界限存在，這一點一定要牢記在心。

●不要相信新興宗教能夠治病

加入特定的宗教團體，領到「護身符」，手掌抵住患部後，連醫藥都能治好的

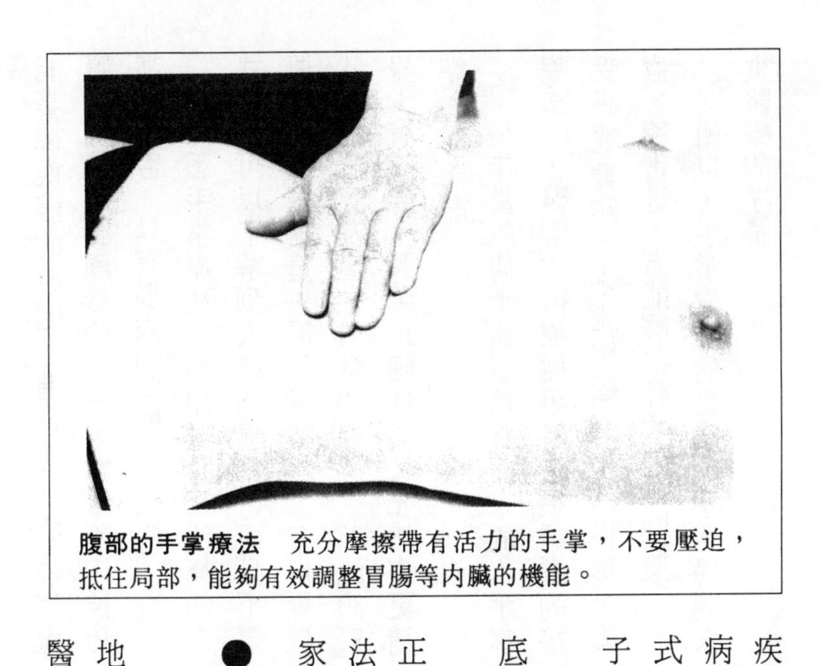

腹部的手掌療法　充分摩擦帶有活力的手掌，不要壓迫，抵住局部，能夠有效調整胃腸等內臟的機能。

疾病，淨化或痊癒後，也相信宗教能治病，而開始傳教。有的人輕易相信這種方式，結果拖延了醫療時期，這樣的不幸例子並不少。

東方醫學有「治療未病」的概念，徹底進行預防醫學。

所謂「未雨綢繆」，在日常生活中，正確施行手掌療法，不僅是一種家庭療法，同時也是急救時治療重寶，一定要讓家中的每個人都學會並活用。

●揭開未來醫學的序幕

即使科學進步，精巧的醫療機械不斷地開發出來，即使是臨床經驗豐富的名醫，也不可能不用手指接觸患者的身體就能掌握疾病的原因，進行適當的治療處置。尤其醫師觸診的巧拙，對於臨床技巧高明與否，具有很大的影響。

熟悉手掌療法，利用觸診及治療的方式，就可以了解到人體的異常，而且不需要任何器械器具、電氣或藥品，有自覺症狀的部位，及潛在異常的部位，都能夠察覺；有時候，甚至正確性比X光檢查更精準。

長年當成傳承醫學培養而來的「手掌療法」，醫師、醫療從事者必須謙虛的接受研究實踐，才能夠顯著減少誤診、誤療、藥害等，方能解救許多煩惱的病者。

所以，手掌療法的實踐，才能揭開未來醫學的序幕。

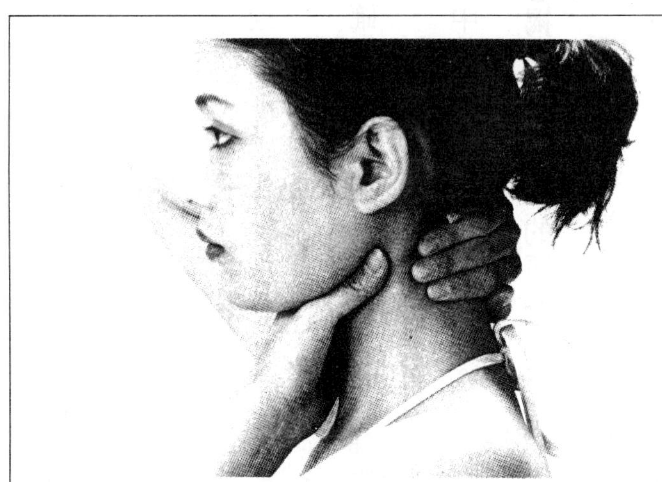

喉嚨與後頸部的手掌療法　左右手掌充分摩擦，注意不可壓迫抵住局部。能夠治病有效保健，時間爲５～10分鐘。

速效！急救時的手掌療法

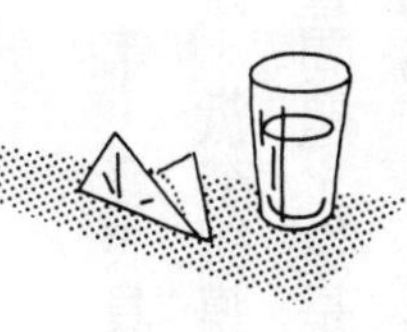

使用藥物要愼重

爲了學會「手掌療法」，首先，你可以從最輕微症狀的治療開始累積經驗，這才是聰明的方法。

無論何人，在日常生活中，當身體感覺異常時，會輕易地依賴藥物的照顧。藥物的魅力就是使用、服用、貼、塗抹等，非常地方便。尤其國人喜歡藥，令外國人震驚。

家庭藥當中，頭痛藥可以到藥局去購買。以往，頭痛藥的主要成分是使用解熱、鎮痛藥「乙酰苯胺」，但是，經常使用，而提升了中毒性，現在變更爲緩和的主要成分。

藥有雙刃劍之稱，但是，廣告只宣傳它的有效性，對於副作用方面的檢查卻不夠。

●可怕的藥害

一九六一年，發表具有催畸形性的泰利多梅得事件，及患者數達到一萬一千名的奎諾仿事件、氯奎網膜症事件等等，因爲醫藥品的副作用而引起的訴訟事件，成爲嚴重的社會問題，這是國民衆所周知的事實。

以此狀況爲背景，一九七九年十月一日公布「修改一部分藥事法的法律」及「醫藥品副作用被害救濟基金法」。

●健康是自己創造的

先前敘述過，人體具有自淨作用及自衛力。

昔日河川的污濁是藉著自然的自淨作用，「流過三尺就成爲淸水」。但是，在生物生存的河川中，及周邊的宅地與公害等等，再加上泥沙、合成洗劑，造成了河川的污染，甚至有些河川會使人類罹患重症，瀕臨死亡。自然的循環是最偉大的，根據專家們估計污染的河川，只要流了十～二十公里，就會變成乾淨的水。但是，即使產生了自然的淨化作用，如果在下游還有污水流進，就會造成惡性循環。

●創造健康的原則

人性恢復的第一條件就是愛自然。每個人都必須要擁有保護自己的心態。希望健康長壽，則以下所列舉的規則便一定要實行。

⑴身心放鬆，不要勉強。

⑵自然的治療與健康法。

⑶營養均衡的飲食生活。

⑷控制煙、酒等刺激物的攝取，爲了根治疾病，要戒煙、戒酒。

以上所列舉的養生、治療方法能夠徹底實行，就能產生不亞於名藥、名醫的效果。「手掌療法」不管是接受者或施行者，絕對不能進行違反自然的行爲，一定要進行一心同體配合呼吸的治療。

頭痛、頭重的治療

東方醫學和現代醫學不同，並非以決定病名爲目的，而以治療爲目的，所以，不需執著於病名。

頭痛、頭重、受傷，或撞傷等等，身體的異常大都是因爲某些原因而引起的，局部的治療只是暫時的處置，不是根本治療。如果是輕症，當然局部的治療就能治癒。

●治療的方法

同時使用雙手，手掌抵住左右任何一邊疼痛的頭部。此外，依症狀不同，手掌可以抵住頭部的前後。枕頭稍微墊高些，手掌好像輕輕貼在患部，吸在上面的狀態是正當的抵住法，絕對不要用手掌去壓迫患部。

如果熟悉這個基本的祕訣，在日常的練習中，就能夠誕生一位很好的家庭醫師。具體而言，用手掌抵住自己或對方，如果感覺沈重，則不合格。沒有壓迫感與不快感，最好產生一種能夠感覺爽快的治療法。

與外國人比較，國人有喜歡刺激療法的傾向，針灸、按摩、指壓等，要求強烈的刺激，業者也會迎合患者要求來施術。

如果給予強烈刺激時，也許暫時有效，但是，治療後反而使身心更容易產生苦重感，非常的疲勞。此外，依體質的不同，身體可能產生耐性，而會尋求更強烈的

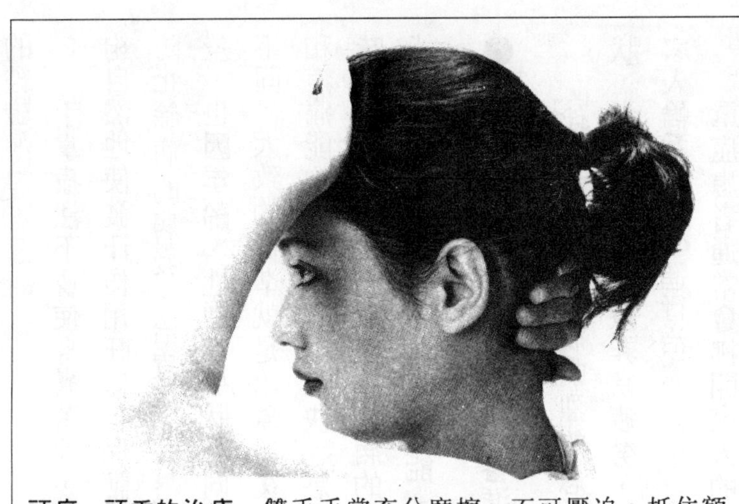

頭痛、頭重的治療　雙手手掌充分摩擦，不可壓迫，抵住額部和枕部下方，花10～20分鐘即有速效。一天可進行數次。

刺激。

手掌療法完全沒有刺激，不論病情的輕重，都能夠應用而產生效果。不論是感冒或其他疾病所引起的發燒、頭痛、頭重，只要施行就能產生速效。

早期迅速施行，像感冒等發燒現象，不需要冰敷便能解熱。

一旦發燒時，有的人喜歡立刻用冰敷，但是，太過於冰冷會造成反射的發燙，反而會提高熱度，延遲治癒時間。

●利用發汗作用防止餘病

泡澡能促進血液循環，如果著涼或因為冷氣而極端寒冷時，會引起血液循環障礙，成為疾病的誘因，相信大家都有這樣的經驗。

手掌療法不會使身體著涼，反而能夠自然地使發汗作用旺盛，保護頭腦，防止餘病的病發。治療時間具有個人差，也因年齡、性別、症狀不同而各有不同。大致的標準就是治療之後，發燒和疼痛能夠去除，心情愉快，感覺想睡時，就可以放手（疲勞或疾病的自然良能力，能夠藉著睡眠而強化功能）。

●急性時的治療可由家人輪番進行

伴隨發燒或疼痛劇烈的急性期症狀，光靠一個人治療非常疲勞，因此要家人輪番交替，進行治療。

重症患者通常會拂開家人的手，拒

頭痛的治療法
（他人進行治療時）

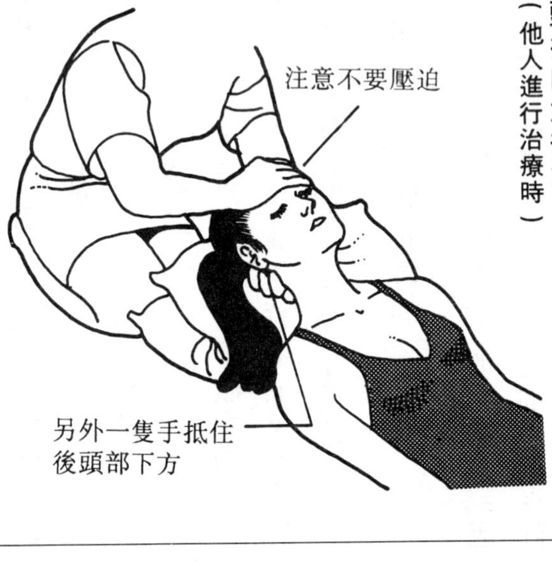

注意不要壓迫

另外一隻手抵住
後頭部下方

雙手充分摩擦，抵住額部和後頭部下方，去除疼痛，神清氣爽。

絕治療，這時候不要勉強施行治療，要配合病人的要求。當病人主動要求治療時，反而會更有效。

治療發燒或疼痛劇烈的患部時，手掌會有種發熱、發麻，或刺痛的感覺，保持這個狀態十～二十分鐘內，持續進行治療，則症狀和感覺就會消失。

當手掌感覺消失時，靜靜地拿開手，雙手從手腕開始，迅速揮動三十～四十次，拂開從病人那兒所接受的「邪氣」。

燙傷治療法

成人皮膚的面積相當於一個半榻榻米的寬度，如果燙傷面積達到其三分之一，也就是半張榻榻米的寬度，則皮膚呼吸會產生障礙，甚至危及生命。

像瓦斯氣爆所引起的突發性的大燙傷，要趕緊去接受專門醫師的診治。在此爲各位敘述不會危及生命，在家庭中能夠進行的燙傷知識及治療法。

現代醫學將燙傷的輕重分爲一度、二度、三度。請大家學會手掌療法的適應範圍與治療的祕訣。

●第一度燙傷的治療

平掌手腳不小心碰到水壺等的蒸氣或火氣時，皮膚紅腫的程度稱爲一度燙傷。治療如果不適當，會一直產生發熱疼痛的症狀。倘若勉強剝開燙傷的皮膚，細菌會從傷口侵入而引起化膿，延遲治癒的時間。

這種程度的燙傷，自己就可以輕鬆地進行治療。例如，右手燙傷用左手，身體上手搆得著的局部，都能夠自由的進行治療。如果是屬於紅腫程度的燙傷，則好像將其包在手掌中似的進行治療。治療最初發熱或疼痛的症狀，會滲透到內部，此時絕對不要鬆手，要一直忍耐，持續進行治療，漸漸的就能去除疼痛及發熱的現象了。

必須注意手掌不能壓迫到燙傷的部位，一次的治療（二十～三十分鐘）大多就能治癒。爲了謹慎起見，進行二～三次的治療更安心。

●第二度燙傷的治療

被熱水燙到，或是火傷導致皮膚紅腫、起水泡，或者細菌從損傷部侵入、化

手指燙傷時的治療法

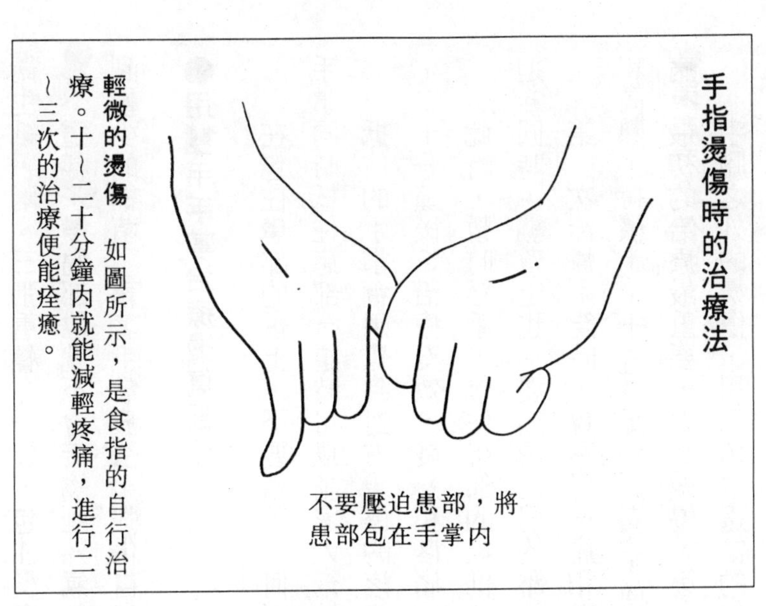

輕微的燙傷　如圖所示，是食指的自行治療。十～二十分鐘内就能減輕疼痛，進行二～三次的治療便能痊癒。

膿，到處留下淡淡的斑痕，這種程度也就是燙傷。如果是小的部位，手搆得著的地方，自己可以進行治療，如果是手搆不著的部位，或燙傷的部位較廣時，必須借助家人之手，進行治療，較能確實產生效果。

治療順序如果出現水泡時，要利用酒精等，將注射針或縫衣針完全消毒，將水泡兩端完全對合，刺兩處，使水流出；若出現幾個水泡時，要刺破大的水泡，趕緊進行手掌療法。

但是，慌慌張張的手掌碰到了燙傷的局部時，在鬆手的瞬間，手掌可能會附著燙傷部位的皮膚或撕裂皮膚，因此，一開始避免直接用手接觸，要用清潔的和紙或衛生紙，兩、三張重疊在一起，包住燙傷的部位。

這樣子燙傷部位就不會接觸到外氣，能夠隔離外部的刺激以及細菌。即使接觸到較少的細菌，藉著手掌療法，強化自然防衛力，就不必太過於擔心了。

●用雙手手掌治療燙傷部位

在包住患部的紙上，不要給予任何壓迫，將手掌貼於患部。範圍較廣時，左右手掌同時抵住患部（這時可以請家人幫忙）。

抵住的手掌會感覺到對方燙傷的疼痛傳到手上時的刺痛感。但是，持續治療十～二十分鐘後，治療奏效，發熱和疼痛的現象逐漸消失，手掌的感覺也消失了。

此時，暫時鬆手，包住患部的紙維持原狀，用繃帶包紮，不可以給予任何的壓迫。同時，繃帶上也不要給予任何的壓迫，再次進行手掌治療。

第一次治療不夠時，會感覺疼痛和發熱，如果最初的治療奏效，不會產生劇痛和高熱，持續十～十五分鐘的治療，便能完全去除疼痛和發熱現象。不管任何疾病，最初的治療最重要，尤其燙傷，第一次的治療與處置最重要。

手腳之外的燙傷，用三角巾適當的包住，注意不要摩擦患部，再用繃帶包紮。

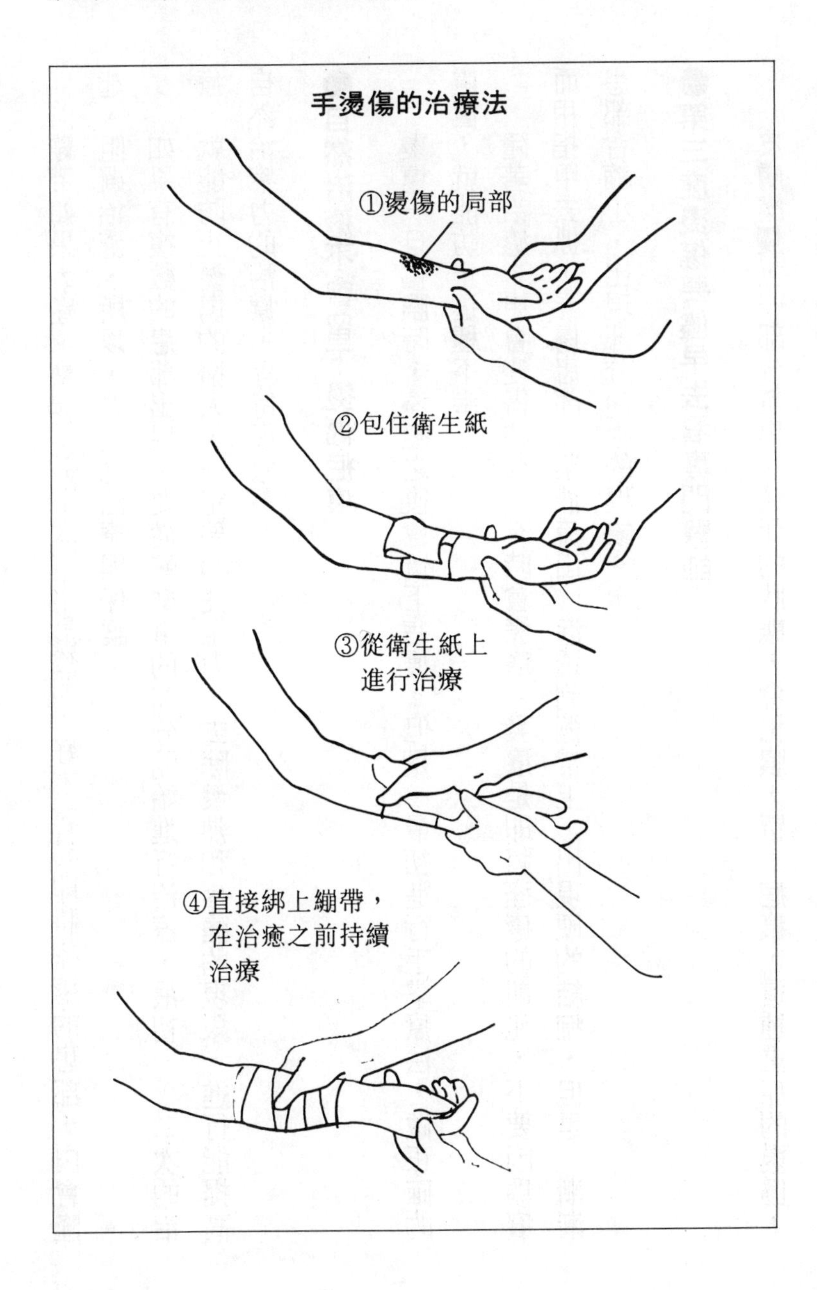
手燙傷的治療法
①燙傷的局部
②包住衛生紙
③從衛生紙上
進行治療
④直接綁上繃帶，
在治癒之前持續
治療

繃帶如果太鬆，墊在患部上的紙會鬆開，好不容易即將痊癒的患部，肉會隆起，阻礙治癒，所以，要注意治療與保護。

如果有複數的患部出現，要從較嚴重的部分開始進行治療，最初一～二次的治療，就能防止燙傷的擴大，一定要傾注全力，去除發熱和疼痛的現象，進行能提高自然治癒力的治療，等待復原。

●自然治癒不會留下燙傷疤痕

燙傷一旦化膿時，痊癒之後會留下疤痕。但是，最初進行手掌療法，做正確的處置，就能防止這種不幸。

隨著治癒，患會變得狹窄，有時會發癢。發癢是即將痊癒的前兆，不要因爲癢而用指甲去抓，弄傷患部。漿液流出，滲透到繃帶上，出現硬的結痂，但是，漸漸患部會縮小，出現部分治癒的現象。

●第三度燙傷要儘早去看專門醫師

皮膚糜爛，一部分發黑、壞死的狀態，會化膿，留下疤痕，這種重症的燙傷，稱爲第三度燙傷。當然，也可以活用手掌療法，可是，需要專門的知識、治療技術和經驗，這時，應該要趕緊接受專門醫師的治療，遵從指示。

●治癒的期間與經過

不管是誰，罹患疾病或燙傷、受傷時，都希望知道痊癒的期間，並詢問醫師。疾病或燙傷、受傷的程度和個人的體力、年齡，及精神力具有個人差，所以，不能一概而論。

第一度的燙傷，痊癒的時間需要二、三天；第二度燙傷需要一週或三週。在痊癒之前，一天可以進行二～三次，這也是手掌療法的優點之一。

燙傷的疼痛或發炎症狀（熱感）可以藉著治療而消失，這時會產生發癢的感覺（這是因爲燙傷部位隨著治癒，血液循環順暢而產生的）。此外，隨著逐漸痊癒，患部的腫脹也會慢慢消失。

通常治癒的經過，在每次治療時，都會感覺疼痛逐漸消失，變得輕鬆了。

雖然隔著繃帶，但手掌接觸時，仍然會感覺到濕氣；如果是產生好像直接接觸肌膚的治療感覺，則便是完美的手掌療法。

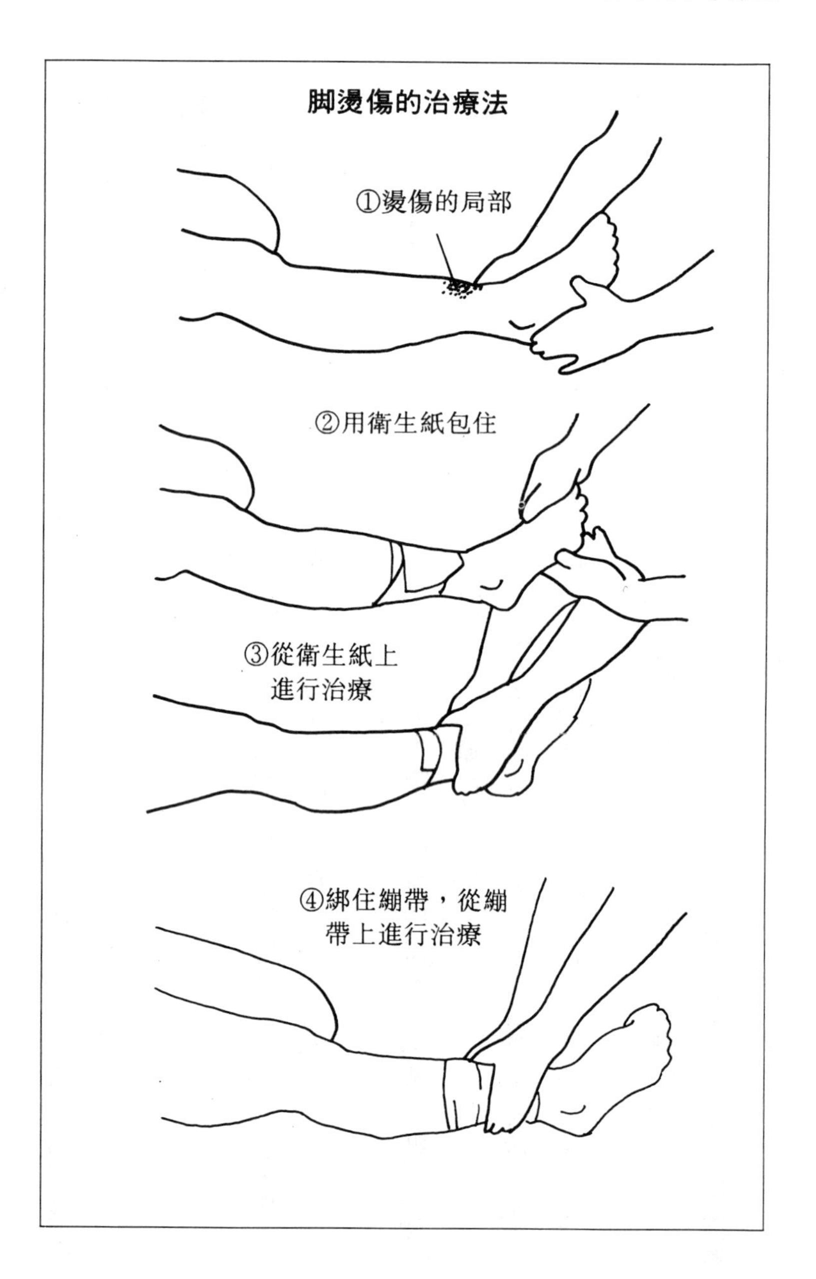
脚燙傷的治療法
①燙傷的局部
②用衛生紙包住
③從衛生紙上
進行治療
④綁住繃帶，從繃
帶上進行治療

若是大型燙傷，經過十～二十一天以後，從外側的部分開始發癢，接著繃帶鬆脫掉落，表示腫脹消退了。

燙傷沒有治癒，還殘留傷口的患部，如果用和紙或是衛生紙抵住，一定會黏著傷口，若勉強撕開，則會留下傷疤。

●傷口痊癒後，抵住的紙會自然脫落

抵住的紙，乾的部分表示傷口已經痊癒，要靜靜的撕掉，還沒有痊癒的部分要留下來，再重新綁繃帶，進行治療。

隨著治癒，紙會自然脫落，不需要繃帶。一定要避免刺激，不使用藥物，進行手掌療法治療，才能眞正地靠著自然治癒力，治療傷口，而不會留下燙傷的疤痕，皮膚則能完全復原。

依患部的不同，有時一個人進行三十分鐘左右的治療會非常勉強，此時，若不藉助家人之手，無法得到充分的效果。因此，治療法一定要家中所有的人都會，在萬一的時候就可以使用。

不論男女老幼，不論任何年齡，不論是誰都可以進行的就是手掌療法；而且，是不花錢的治療法，完全沒有任何刺激或副作用。

自己的健康要靠自己來保護，一家的疾病或受傷則必須靠著一家人相互扶助來治好。沒有比這種治療更理想的治療法了。

鼻炎的治療

急性的情形就是俗稱的「鼻子感冒」，是因爲感冒傷風而引起的。另外，鼻子過敏的急增則是因爲工廠排放的和車子排放的廢氣、過密都市的灰塵及蟎等造成大氣汙染公害的原因。

●發炎症狀是一種自衛作用

發燒或發炎症狀是人體所具備的一種自衛力的反應，防止由外部侵入的病毒或細菌、異物等。上天賦予我們這種生理作用，方能維持人類的生存，手掌療法就是幫助這種自衛力，加快治癒的腳步。

自然的生藥與食物同樣的除了一些特別的東西之外，沒有任何的弊端。化學醫藥品對人體而言是一種異物，會造成胃腸的負擔及障礙，這是醫學證明的事實。另外，藥劑雖然能暫時鎮靜發燒或發炎症狀，但是，因爲習慣性和副作用的問題，反而會導致生物體的力量減弱。

手掌療法是既古且新的醫術，它會靜靜地掀起旋風的理由，就是因爲它與醫藥品或刺激療法完全不同，是有效無害的自然治療法。

●鼻炎症狀

最初感覺發冷、發燒、頭痛、疲勞倦怠感，鼻子癢癢的，而且打噴嚏。

從鼻水變成好像膿一般的鼻涕出現了，鼻子的黏膜腫脹，左右鼻子交互鼻塞，出現鼻音，而且嗅覺麻痺，發炎症狀波及到副鼻腔時，會產生劇烈的頭痛，連鼻根部、顴部、枕部，都會引起疼痛。因爲急性鼻炎而引起的鼻塞，嚴重時必須用口呼吸，使得喉嚨也出現發炎症狀。

通常急性鼻炎在感冒痊癒時，即能自然治癒，但是，治療時則必須保持溫暖，趕緊躺下來睡覺，枕頭稍微墊高些，對於鼻塞有效。

●不斷增加的慢性鼻炎

既然原因是公害，那麼，當然能夠儘早逃離惡劣的生活環境，是最好的解決方法。昔日在擁有豐富自然的地方，今日因爲文化生活的滲透，而產生一些公害，變得難以居住。因此，不管住在任何地方，或多或少都出現慢性鼻炎或鼻塞，以及頭痛、頭重等，這也可以說是人類的宿命。

●自己能夠進行的鼻炎卽治法

所有疾病的治療，速戰速決的處置是最理想的，要先治療鼻子。

古代的智慧是「拖延一天，則必須

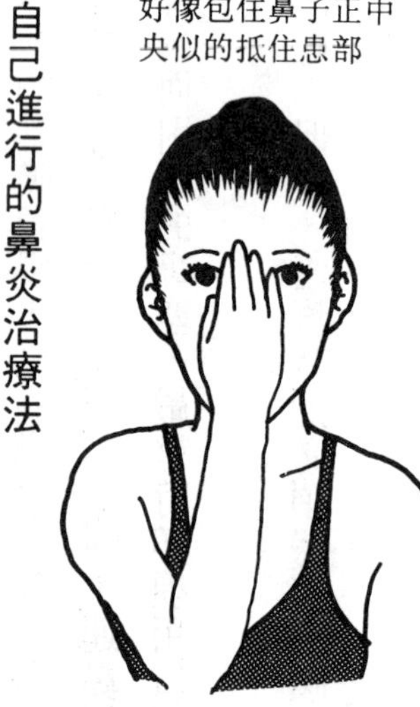

要花上一百天的治療」。當疾病變成慢性時，即使是有效的治療，也需要較長的時間，而且必須要很有耐心地持續接受治療，否則無法產生效果。

所以，如果鼻炎是早期出現的話，自己就能夠治癒。

●治療的祕訣與注意事項

用手掌包住鼻子，但是，不要給予任何壓迫來進行治療。呼吸可以從手的縫隙間進行，如果流鼻涕的話，則先墊紗布，再隔著紗布，將手掌抵住鼻子，才是清潔衛生的方法。

急性時，進行手掌療法就能緩和痛苦。

鼻子的治療法
他人進行治療時

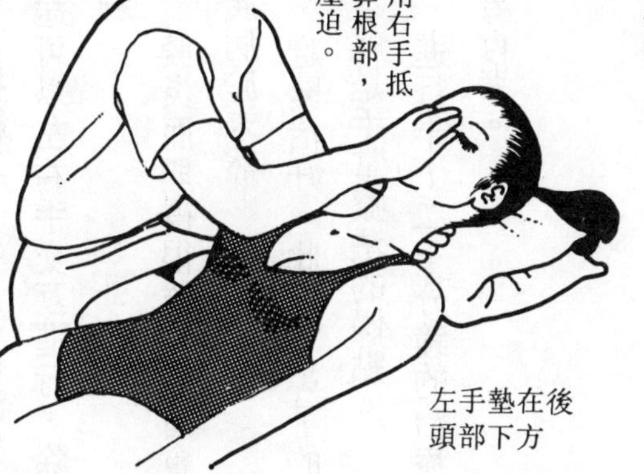

坐在右側，用右手抵住鼻翼部到鼻根部，注意不可以壓迫。

左手墊在後頭部下方

雙手充分摩擦進行治療。若流鼻涕時，則墊紗布再進行治療。

治療時間並未決定，可以進行三十分鐘或一個小時的耐心治療。光靠一次的治療當然無法完全痊癒；每隔一、兩個小時持續進行較有效。

即使沒有出現打噴嚏或流鼻水等明顯的症狀時，也要持續二、三天進行治療。

治療時，爲避免壓迫，或進行長時間的治療，中途可以左右手交互進行，除此之外，絕對不要鬆手，否則會使「氣」流失，效果減弱。

胃腸較弱、瘦弱體質，或手術進行時，鼻腔內因爲發炎而變得很乾，或者會出現疼痛或發燒現象時，就要進行手掌療法，努力防患疾病於未然。

所謂「感冒是萬病之源」，趁著出現別的症狀時，趕緊治好。此外，鼻子的治療也有助於防止公害，早晚躺在床上能夠簡單進行，這就是手掌療法的優點。

雖說現在是醫藥萬能，但是，請各位要嘗試一下。進行十～二十分鐘的治療，鼻子通暢，頭腦清晰，相信你一定會成爲手掌療法的實行者。

●家人進行治療時

如果是兒童，由母親進行治療，加上母親的情愛，效果達到百分之百。

自己進行治療時，可以了解鼻腔中或喉嚨疼痛等發炎症狀的程度，如果是家人進行治療時，則患者要仰卧，同時，像本人詢問症狀，進行治療。若是兒童的話，容易發燒或流鼻水，只要注意，便能了解症狀或程度。

坐在對方的右側，使用右手；坐在左側，使用左手。好像將鼻子整個包住似的，靜靜的抵住鼻子。

另外一隻手則抵住枕部下方，到頸部後方的位置。

如果手掌感覺是一種阻礙，或產生壓迫感時，會妨礙效果。接受手掌療法時，如果覺得很舒服、想睡覺，表示治療的效果非常好。

●自己研究手的觸感

學會手掌療法祕訣的捷徑，就是反覆仔細閱讀本書，同時自己努力研究手的觸感。

因爲手掌療法雖然無害而有效，但是，如果不能夠了解治療方法及其眞髓，只是模仿治療的動作，無法產生效果。

●不要壓迫鼻與口

雙方的心意完全吻合，治療技巧高明時，不論治療的人或接受治療的人，放射的調和及循環順暢，就會產生一種想睡的感覺，當手掌鬆開時，立刻就能清醒。

簡單的說，治療使得症狀減輕，雙方都產生睡意時，結束治療，翌日，仍進行同樣的治療。並且注意，不要用手掌壓迫鼻與口。

●自律神經的功能

人體分爲手腳等可以自己自由自在活動的部分及像內臟等不能夠靠意志調節的部分，後者稱爲自律神經系。心臟快速跳動、流汗、分泌胃液等作用是在無意識中進行的。精神苦惱或受打擊而臉色不好、胃腸功能遲鈍都是屬於精神身體症狀。

自律神經是調節維持生命所需要的功能，呼吸、循環、消化、吸收等作用的神經系統，分爲交感神經與副交感神經。心臟的跳動由交感神經促進作用，副交感神經抑制作用。而腸則由副交感神經促進作用，交感神經抑制作用產生拮抗（相反）作用。這些功能異常就是自律神經失調症。

第4章

手掌療法的活用法

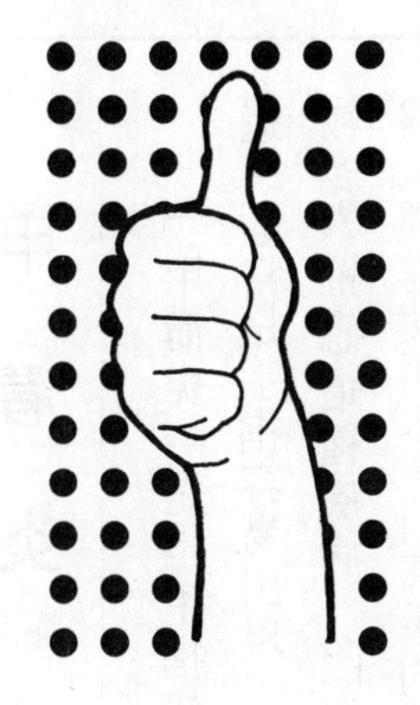

症狀別
手掌療法

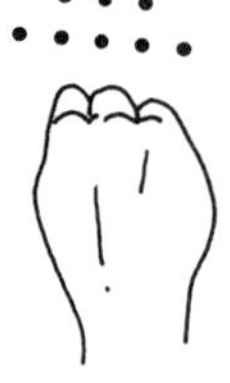

甲溝炎

「甲溝炎」是指手指或腳趾的急性發炎症狀，不過，通常是手指容易出現，而且，根據醫學證明，女性較多人罹患這種疾病。因爲，煮菜、燒飯、洗衣、打掃，經常使用水，損傷手的機會較多。

此外，中性洗劑等使得手指乾燥，抵抗力減弱，也是容易罹患甲溝炎的原因。

「甲溝炎」因侵襲部位的不同，而將症狀分爲以下三種：

(1)皮膚甲溝炎

指尖出現小的發紅現象，出現輕微疼痛和水泡的症狀。

(2)皮下甲溝炎

是最多的症狀，即皮膚下發現發炎症狀。指甲的彎曲側（曲側）腫脹，伸直側（手臂）也稍微腫脹，產生波狀的刺痛感。當體溫上升或感覺寒冷時，會阻礙睡眠，或出現食慾不振的現象。

(3)指甲甲溝炎

指甲周圍及指甲下方出現發炎症狀時，疼痛與皮下甲溝炎相同。但是，指甲下方化膿時，這個部分會呈現黃色，產生劇痛。

發炎症狀一旦波及到肌腱或關節、骨頭時，則是重症症狀。

甲溝炎看似出現在手指的小疾病，可是，絕對不能掉以輕心。俗話說「甲

甲溝炎的治療

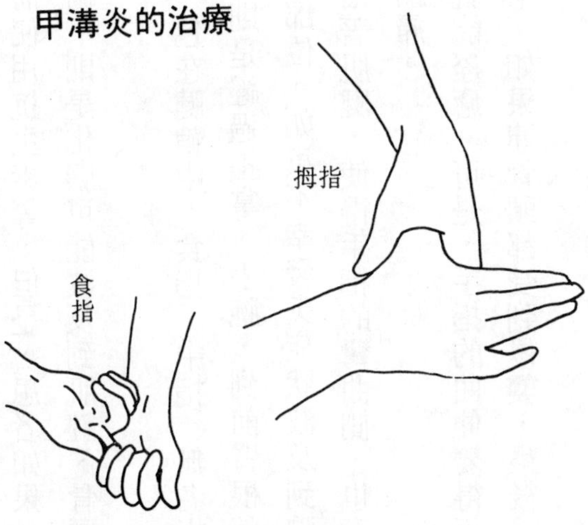

拇指

食指

罹患甲溝炎的手指，用手掌輕輕包住，若用力握住，會增加發炎症狀，腫脹更爲嚴重。

溝炎三個月」，但是，有時即使花了三個月也不容易治好。

●甲溝炎的醫療

冷凍、切割手術，或者是爲了防止化膿而使用抗生素等，但是，患者如果具有特異體質，有時無法投與這些物質。切割手術，則是化膿可能波及到肌腱、骨頭和關節時，才進行的處置。

肌腱在肌肉的末端，與手指的曲伸有關，包在腱鞘中。食指、中指、無名指的腱鞘，一直到達手指的根部，而拇指與小指則是經過指掌、手腕，到前臂根部相連，因此，發炎症狀和化膿也可能到達這些部位。如果不幸發炎症狀波及到腱鞘時，整個手指都會產生強烈的壓痛感，疼痛沿著肌腱，使得手指的彎曲側，也產生劇痛，只是手指稍微彎曲的位置都可能產生劇痛。

接受其他手術，經過良好的話，幾週內就能痊癒。可是，手指的曲伸變得不自由，必須要進行按摩，有時需要進行整型手術。如果連骨頭都受到侵襲，最後，骨頭會腐爛，無法治癒，甚至會侵襲到關節。

●甲溝炎的手掌療法與祕訣

手掌療法最得意的適應症之一就是甲溝炎，只要能夠記住祕訣，一定會有幫助。趕緊治療，自己就能夠治癒。但是，疼痛劇烈時，請家人爲你治療。

罹患甲溝炎的手指，靜靜地用手掌包住，可是，不能產生壓迫感，避免使其接觸到空氣。

治療時，最重要的就是不可以動。來自手掌氣力的放射，傳到患部時，會產生疼痛感，但這疼痛是疾病復原的「治療的反應」，因此，在進行二十～三十分鐘的治療時，放射充分調和之後，疼痛就會消失，感覺到脈搏跳動，而劇烈的震響減弱，此時，結束一次的治療。

治療側不可以因爲患者的疼痛（反應）而放棄治療，絕對不可以在治療中途鬆手。雙方都要了解治療的經過及反應的出現，擁有相同信念，努力治療，了解放射力促進自然治癒力的偉大效果，才能夠享受偉大的效力及痊癒的恩惠。

治療結束之後，注意患部不可以放下，最好的方法就是用三角巾或布，繞過頸部，將手指吊起來（參照圖）。這個方法能促進血液循環，提高自然治癒力。

(3)的甲溝炎治療後，將二～三片的紗布，用水或百分之二的硼酸水打濕包紮，就容易使指甲之間或其周圍柔軟，容易破裂，容易流出膿。

膿若不易流出，則要進行濕布療法，用仔細消毒過的針刺皮膚容易破裂的指尖的横側面，指甲與肉之間，促進排膿。再進行二～三次的治療就能治癒。要注意的就是，針不可以刺在指紋部，藉著來自手掌的放射，即使疼痛到無法成眠的痛苦，也能夠消失。

●不必切除就能自然痊癒

不留下傷痕，不會形成醜陋的指甲，能夠自然痊癒，這就是手掌療法的優點。

甲溝炎的治療（他人進行治療時）

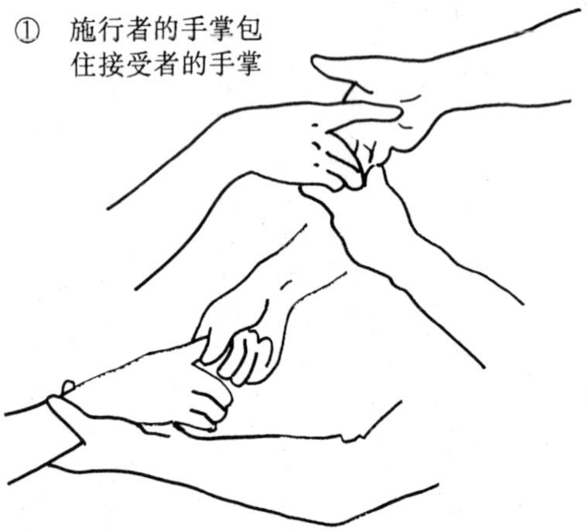

① 施行者的手掌包住接受者的手掌

② 不可以壓迫，緊密包住，避免空氣進入。

因爲治療會造成暫時的劇烈疼痛，但調和後疼痛就會緩和，一天施行幾次直到根治爲止。

趕緊治療，不需要向公司或向學校請假，在家庭中就能夠安心的治療；而且，不需要使用藥物或電氣，隨時都可以進行，眞是無可取代的重寶。

此外，因爲體質的關係，有時指尖會陸續出現發炎症狀或腫脹的症狀，這時，不要只是對手指進行治療，要從身體開始，致力於體質的改善。

甲溝炎對患部產生壓迫和刺激時，發炎症狀和腫脹會變得更嚴重而延遲治癒，所以，要充分注意努力治療。

用藥無法治好時，現代醫學通常會對於患部進行手術治療。但是，自然毫不勉強、全部都能治好的手掌療法，才是正確的治療法。

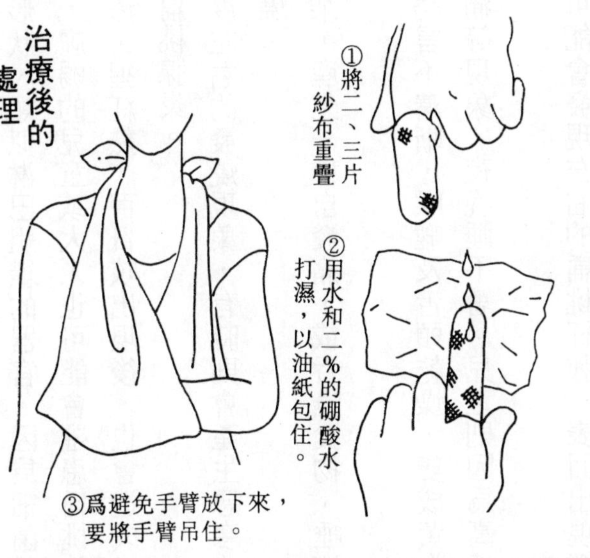

用吊住手臂的三角巾吊住手臂，能夠促進血液循環，提高治療能力。

扁桃腺炎

扁桃是在喉嚨兩側，一對如梅乾種子形狀、類似淋巴組織的器官，因爲細菌感染等，容易引起發炎症狀。因感冒的緣故，虛弱的兒童或大人也可能會罹患扁桃腺炎。當疲勞或寒冷時，及流行性感冒、痲疹、猩紅熱、百日咳出現後，也會造成扁桃腺炎。另外，扁桃肥大的人也容易罹患扁桃腺炎。

體調不好時，覺得發冷或出現三十八度左右的發燒現象，有時則會產生惡寒或顫慄的景象，而出現三十九～四十度的高燒。

咽頭痛若放任不管，疼痛會放散到耳朵，產生一種自發痛，或吞嚥食物、唾液時，也會感覺疼痛（嚥下痛）。

口腔和咽頭的分泌物增加或流口水，語言不清晰，喉嚨及舌頭乾燥，變成黃白色。同時出現口臭、頭痛、肩膀痠痛、腰痛等現象，夜晚睡不著。兒童則因爲高燒而可能說夢話。

讓患者張開嘴巴，壓舌頭看口內時，可能會發現左右的扁桃紅腫，表面出現紅白色的斑點（腺窩性咽峽炎）。腭、咽頭後壁的黏膜，產生發炎症狀、發紅，而且下顎下方的淋巴腺腫脹、疼痛。

●現代醫學的診療

醫療時，大多使用熱劑或抗生素等，不過，如果是特異體質，則不能輕易投與這些物質。

局部塗抹盧戈爾液，或用一％硼酸水、二％的重碳酸鈉水等漱口，同時頸部進行冷敷法，這是自古以來在家庭進行的輕醫療。

咽峽炎會出現發高燒或嚥下痛的症狀，身體衰弱，引起扁桃周圍炎，或急性中耳炎、口腔底或頭痛的蜂窩組織炎等，甚至可能引起急性腎臟炎或心臟疾病等嚴重的併發症，因此，必須接受專業醫師的診療。

在症狀尙無如此嚴重之前，只要進行手掌療法就能輕易的治癒。

●扁桃肥大與慢性扁桃腺炎

扁桃與咽頭扁桃同樣的，若是淋巴體質的兒童，容易出現肥大的現象。肥大的扁桃容易引起發炎症狀，形成慢性扁桃腺炎，一旦罹患這疾病時，容易感冒，引起再發性的急性扁桃腺炎，並且出現發高燒、咽頭痛、嚥下痛等的症狀。

張開口，輕壓舌頭，便會發現與周圍黏膜同樣色調的大扁桃。

現代醫療在患者罹患慢性扁桃腺炎，出現各種障礙時，會進行切除扁桃的處置。但是，慢性扁桃肥大症，出現在體質較弱的腺病者身上，反而會造成整體的力量減弱。扁桃到底具有何種功能呢?我們來探討一下。

扁桃是從口腔通過喉嚨的關卡，通過此處的一切，都必須要加以檢查，防止有害物的侵入，具有過濾器的作用。

扁桃腺炎的治療法

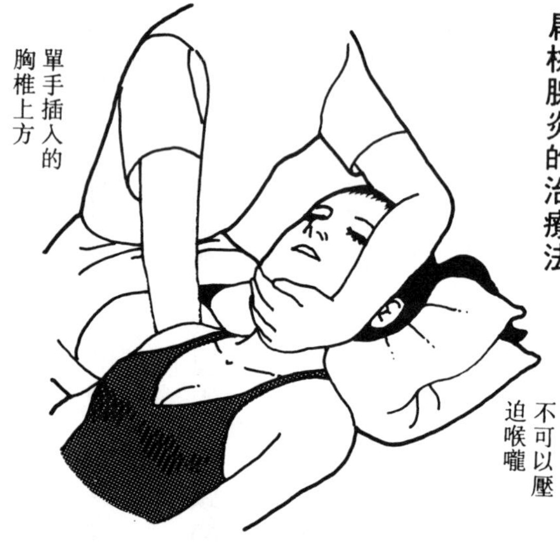

手不可以移動或鬆開，此外，爲避免外氣，最好蓋薄毛氈或大浴巾。

呼吸到冷空氣時，立刻可以調節溫度；呼吸到灰塵較多的空氣時，則可以與鼻腔和黏膜、鼻毛互助合作，捕捉空氣中的塵埃，過濾清淨。

此外，若是熱乾燥空氣，則給予適度的濕氣，進行調和；如果是冰冷的飲食或熱的飲料，全都進行適度的調和才讓其通過。

如果人體所具備的這種功能疲憊時，讓外敵病菌通過，則事態就很嚴重了。

因此，將好的東西、不好的東西加以檢查，努力調和，堪稱健康自衛的尖兵，所以，不可以切除扁桃。

有不少的醫學家反對切除扁桃。

●咽頭扁桃肥大症

在鼻子深處，喉嚨上方鼻咽腔的扁桃，位在即使張開鼻或口也很難看到的部位。少年期仍然存在，但是，在青年期之後會逐漸退化萎縮。咽頭扁桃肥大症會出現以下的異狀：

①耳部疾病

中耳和鼻咽腔相連的耳管（歐氏管）的咽頭開口部，受到增殖肥大的扁桃的影響，引起耳管的發炎、狹窄、閉鎖，或引起慢性中耳炎等，使鼓膜混濁、內陷，導致了重聽。重聽的程度一旦嚴重到，即使在本人的後方叫喚，本人卻聽不到時，別人會誤以爲他故意裝作聽不到，因此，容易受到誤解。

②鼻部疾病

咽頭扁桃增殖症，使得呼吸產生障礙時，鼻子會出現慢性發炎症狀、流鼻涕、鼻塞，經常鼻子窸窸窣窣的。慢性鼻炎放任不管就會引起慢性副鼻腔炎（鼻蓄膿症）。

③喉部疾病

鼻塞的症狀提高時，兒童只能用口呼吸，會引起慢性咽頭炎、喉頭炎，或腭扁桃的慢性發炎症狀，也會引起扁桃肥大。

出現咽頭扁桃肥大時，兒童經常張開嘴巴或晚上趴著睡、出現打呼的現象。

有時夜尿症（尿床）的原因是咽頭扁桃肥大。

④精神障礙

精神不穩定，容易疲倦，學校成績顯著退步。有時會有畏懼、畏縮的現象出現。①～④的症候不一定都會出現，有時只會出現其中二、三種，即使是咽頭扁桃肥大，也可能不會出現任何的毛病。

醫師光靠一次的診療，多半無法當場判斷是否是扁桃肥大或咽頭扁桃肥大。

因此，對於扁桃肥大或咽頭扁桃肥大的兒童，與其接觸的父母或學校老師，平常就要仔細觀察其健康狀態，同時和專門醫師商量，不可以因爲「扁桃肥大」而加以切除，這是有害無益的做法。對兒童而言，也是非常可悲的事情。

在此，我想指出的就是，現代醫學只專心地去發現疾病，始終進行局部的醫術，欠缺整體觀察疾病的態度。

手掌療法是治療人類的煩惱與疾病的治療法。而且也是重視生命和人體機能，使其迅速恢復的自然醫術。

●扁桃腺炎的手掌療法

不論是急性或慢性，應用手掌療法都有效，只要治療法沒有錯誤，當然能夠痊癒，這個效果並不算是一種奇蹟。

要仔細確認是在左右哪一邊。另外，也可以張開口觀察，或詢問本人疼痛的部位。

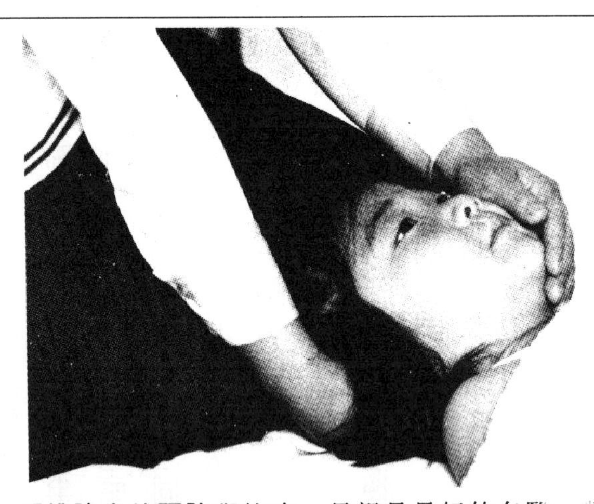

扁桃腺炎的預防與治療　母親是最好的名醫　對於愛兒的異常，母親的治療能夠產生偉大的效果。

治療的部位是下顎和喉頭，用手抵住這些位置，進行治療。

因爲是自然的治療法，如果太過於拘泥治療形式，反而不算是眞正的治療。在此，只以圖解的方式，爲各位敘述基本的項目。

●治療上的注意點和效果

仰臥，治療者坐在對方的右側。

如圖解所示，左手手掌抵住下顎下方（前頸部），右手手掌抵住胸椎上方。這時必須注意的就是不要給予喉嚨壓迫，手掌緊密貼合在肌膚上。

尤其治療幼兒時，一定要仔細注意，爲避免兒童討厭接受治療，因此，一定要好好的注意。如果側臥進行治療時，左右任何一手的手掌抵住患部，五～十分鐘內，手掌會發熱，略帶濕氣。

手掌抵住患部之後，不要隨意移動或鬆手，這樣就會中斷與宇宙線的接觸，而且，一旦接觸到外氣就會使效果減半。

一次治療大約是二十～五十分鐘，只要很有耐心地持續治療，就能緩和疼痛和發熱現象。如果是輕症，一次的手掌治療便可以痊癒的例子非常多。

●不要露出治療的部位

除了頭部和顏面以外，身體各部的手掌療法，爲避免直接接觸到肌膚的部位、接觸到外氣，最好蓋上毯子或大浴巾進行。

依反應的不同，有時會覺得很熱，但是，很快便能散熱，逐漸痊癒。持續到三天的治療，非常重要。

慢性症狀，每天很有耐心持續治療，便能痊癒。此時，不要光注意到扁桃，致力於體質改善也很重要，所以，腹部和腰也要進行手掌療法。

大人有時也會罹患扁桃腺炎，感覺異常時，立刻進行治療吧！

神經衰弱

現代生活是連續的複雜與緊張，因此，使我們產生焦躁和壓力，再加上公害的打擊，也許大家都有神經衰弱的毛病。

●欲求不滿與現代兒童

人類是進行動物的和精神的兩種生活，依年齡、性別、生活環境的不同，各自擁有不同的欲求，尋求慾望的滿足而日夜展現行動。倘若欲求受阻，就會湧現憤怒、不滿、不安等不快的情緒。不只是人類，像野性的動物被獵捕，關在籠子裡面，強迫牠過著只滿足食慾的生活，因爲和在面臨弱肉強食世界生活不同，會覺得彆扭、不自然而焦躁，終日過著不穩定的生活，最後變成無氣力的動物。

發育旺盛期的兒童，關在好像鋼筋水泥叢裡的小屋內，沒有自然遊戲場，從學校回家以後，只能看電視、漫畫，無法發散能量，最後也會變得焦躁不安。

因此，不論男女老幼，不只是人類，生存於地球上的動植物，都可能出現神經衰弱的毛病。

●與精神分裂症不同的精神衰弱

神經衰弱也稱爲心因性障礙。分爲「神經症」與「身心症」兩種。

精神障礙（精神分裂症等）與神經衰弱很容易被混爲一談，但是，兩者並不相同。精神分裂症的患者會認爲「自己是對的，並沒有生病」，這種自我顯示力極強，完全失去了自覺。心因性的雖然不是疾病，可是，卻擁有疾病的煩惱，無法適應新環境，或在慾望被阻止時，就會發生這種現象。就好像有的人一旦寒冷時，便容易感冒一樣，也有的人在這些情況下，容易出現神經衰弱的毛病。

心靈的緊張，無法應付欲求、工作的挫折，或對環境的適應能力。心靈的糾葛增強，產生強烈的不安與恐懼感（搬遷的辛苦及對人恐懼症、強迫症等）。

心理色彩濃厚的身體疾病稱爲「身心症」，與「神經症」不同。當前述的心靈緊張過度連續出現時，自律神經所支配的呼吸、心臟、胃腸等功能失調，引起各種症狀，便是身心症。

簡單的說，身心症大多會固定在某個器官出現。

●三種型態的神經症

神經症有三種型態：

(1)不安神經症

動不動就感覺到不安，「晚上睡不著」、「擔心家人會不會發生不幸」等等，感到不安，因此，心悸、手腳發麻、胃腸障礙等現象出現。頭昏眼花，臉色不好，偶爾遇到朋友，如果說「哎呀！你看起來沒有元氣，怎麼回事？是不是肝臟不好……」，立刻就會出現肝臟神經衰弱症。

(2)恐懼症

受到電視、廣播電台、報章雜誌的健康協談影響，認爲「自己是不是罹患了這種病……」，而產生一種不安、恐懼。這種情形如果繼續上升時，就會覺得「自己一定是生了這種病」。

即使醫師說「無異常」，但是，還是會覺得不安而遍訪名醫。

此外，恐懼症還包括對人恐懼症，搭乘交通工具的恐懼症、懼高症，及不潔等恐懼症。

(3)強迫神經症

強迫神經症的特徵，就是因爲不安而重複展現同樣的行動。

舉個例子，信投入郵筒中，卻要豎耳傾聽信掉落的聲音，如果無法確認這種聲音出現時，就會擔心信件是否勾到郵筒的內部，到時候，別人收不到信而產生不安感。

外出時，水龍頭、瓦斯、電燈、門窗，全部都關好了，可是，一旦走出家門後，又開始擔心有沒有什麼地方沒有關好，甚至會再回家檢查一次。

如果不展現這些行動，就無法放心，這就是強迫神經症獨特的症狀。會產生一種無法靠自己的意志力壓抑的執著觀念。

●何種性格的人容易罹患呢

①**欠缺自信的性格**　外表看起來威風凜凜，事實上卻是敏感纖細、戰戰兢兢，一點點小事都容易受到打擊的人。

②**無力性的性格**　沒有自發性，經常處於被動的狀態，對自己想做的事情也擔心會失敗或擔心身體的狀態而無法付諸行動。

這種性格的人，經常會頭痛、心臟不好、睡不著、疲勞等，會有身心的無力感存在。因此，會仔細檢查自己的身體，使用醫藥或進行治療。可是，光是這樣仍無法滿足，會遍訪各大醫院，尋求特效藥、漢方藥等；或者是購買家庭醫學書、民間療法書籍等，尋求專家的意見，但是，卻不願意坦白接受。

結論就是，意志頑固、行動派的人，情緒動搖較少，能夠控制自己的情緒，具有柔軟性、較高的智能，不容易出現神經衰弱的現象。

另一方面，意志薄弱的理論派、無法實行的人，情緒不穩定，欠缺適應能力，容易罹患神經衰弱症。

●共通的症狀

①額部兩側下方（太陽穴）及枕部到頭頂上（百會穴）會出現鈍痛。

②突然產生頭昏眼花的現象。

③耳鳴。

④情緒不穩定。

⑤從脖子到肩膀，出現嚴重肌肉痠痛現象。

⑥強烈的心悸現象。

⑦睡不好。

⑧經常做夢。

⑨女性會有強烈歇斯底里的徵兆出現。

⑩擔心一件事情時，強迫觀念增強，無法工作或學習。

像一些名人突然「自殺」，這些震撼大衆傳播媒體的消息，其背後可能都有神經衰弱存在。一般而言，神經衰弱患者會產生一種強烈的「自己生病了」的意識。不斷使用頭腦的人，自律神經順暢的功能會被遏止住。因此，使得人體的生理機能顯著減退，正如俗話說的「病由心生」一樣，會形成眞正的疾病狀態。

●轉換心情有效果

神經衰弱以性格上認眞、正直的人容易罹患，經常做壞事的人或利欲熏心的人則不容易罹患神經衰弱症。

征服神經衰弱的對策，作者當然不建議使用做壞事的方法，但是，對於事物的想法、看法，要加以改變。

法。

神經衰弱的治療法，東西兩醫學都提出「轉換心情最有效」，可以應用這個方法。具體的方法就是從事休閒活動、運動等，使自己健康，引導家人和自己得到健康的「手掌療法」是一定要實踐的方法。本書開頭也說過，「手掌療法」一定要捨棄一切的慾望，與對方合爲一體，對金錢看得很淡，有助於形成精神面豐富，擁有生存意義的人生。

●神經衰弱的手掌療法

⑴**姿勢**　自己進行或請別人爲你施行時，都要仰躺，腳伸直，心情放鬆。

⑵**治療的部位**　Ⓐ後頭下方　Ⓑ頭頂部　Ⓒ額部　Ⓓ腰椎部　Ⓔ上腹部　Ⓕ臍上部。

⑶**各部位的穴道與效用**

Ⓐ後頭下方

風府　府是指人或物集中處，這裡可以解釋爲風聚集處。風是成爲疾病的原因。也就是外邪（風、熱、濕、燥、寒）之一。輕者感冒、扁桃痛，及急性運動神

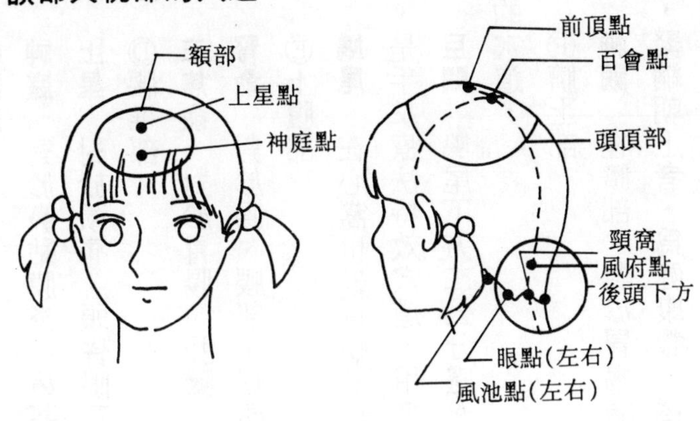

製造神經衰弱 頭部聚集了重要的穴道，進行手掌療法，能使頭腦清晰。

經麻痺、語言障礙等；重症則是腦中風、半身不遂、不醒人事等，許多疾病都包括在內。感冒或半側的運動肌麻痺、知覺麻痺、語言障礙等症狀，使用這個穴道有效。

頸窩 對於頭痛、頭重、語言障礙、流鼻血、肩背痠痛有效的穴道。

風池 對於眼、鼻、耳、腦神經系統的疾病有效的穴道。對於預防感冒具有特效。

眼點 對於眼、鼻、耳病、肩膀痠痛、神經痛有效的穴道。

Ⓑ頭頂部

百會 頭頂上中心的穴道，能消除頭的疲勞，使頭腦清晰，對於痔瘡具有特效。

前頂 對於因感冒而引起的頭痛、頭昏眼花、顏面充血及腫脹有效。

Ⓒ額部

神庭　對於鼻黏膜炎、鼻蓄膿症有效的穴道。

上星　對於頭痛、頭昏眼花、眼、鼻病有效。

Ⓓ腰椎部

三焦兪　對於胃腸、肝臟、胰臟、腎臟、膀胱疾病有效。

腎兪　對於腸、腰部、腳部的疼痛、精力減退有效。

Ⓔ上腹部

鳩尾　在心窩也就是胸下部中央的凹陷處。給予強烈壓的刺激時，會失去意識，是手掌療法特效穴道，用來治療上半身的疾病或停止打嗝。

巨闕　鳩尾下方二公分處。對於心悸、呼吸困難、神經性的噁心、消化不良有效的穴道。

Ⓕ臍上部

神闕　在臍部。對於胃腸病、肛門病、頭腦疾病有效的穴道。肚臍是健康的象徵，緊縮朝上者，為健康體；鬆弛朝下者，則不健康。

陰交　在神闕下方二公分處的穴道。對於生理不順、白帶有效。

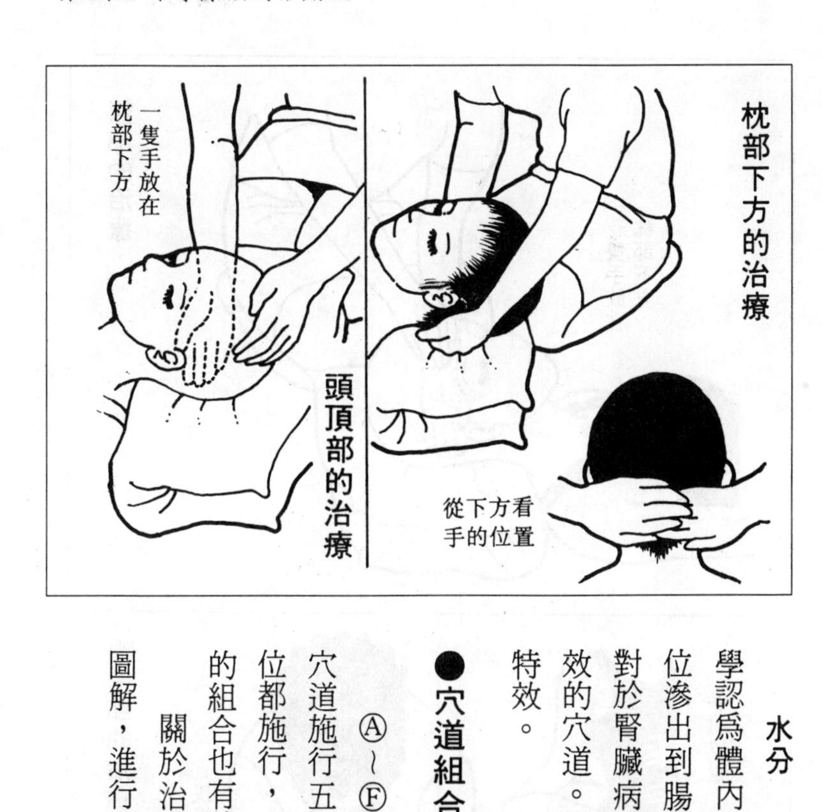

水分　在神闕上方二公分處。古典醫學認爲體內產生的不需要的水分，在此部位滲出到腸外，集中於膀胱排出的意思。對於腎臟病及因爲腹膜炎而積存的腹水有效的穴道。能幫助利尿作用，對下痢具有特效。

●穴道組合與治療時間

Ⓐ～Ⓕ爲止的穴道，用手掌抵住，各穴道施行五～十分鐘，一次不需全部的部位都施行，光是Ⓐ與Ⓑ或Ⓐ與Ⓕ等，適當的組合也有效。

關於治療的詳細方法，請參照次頁的圖解，進行正確的治療，提升效果。

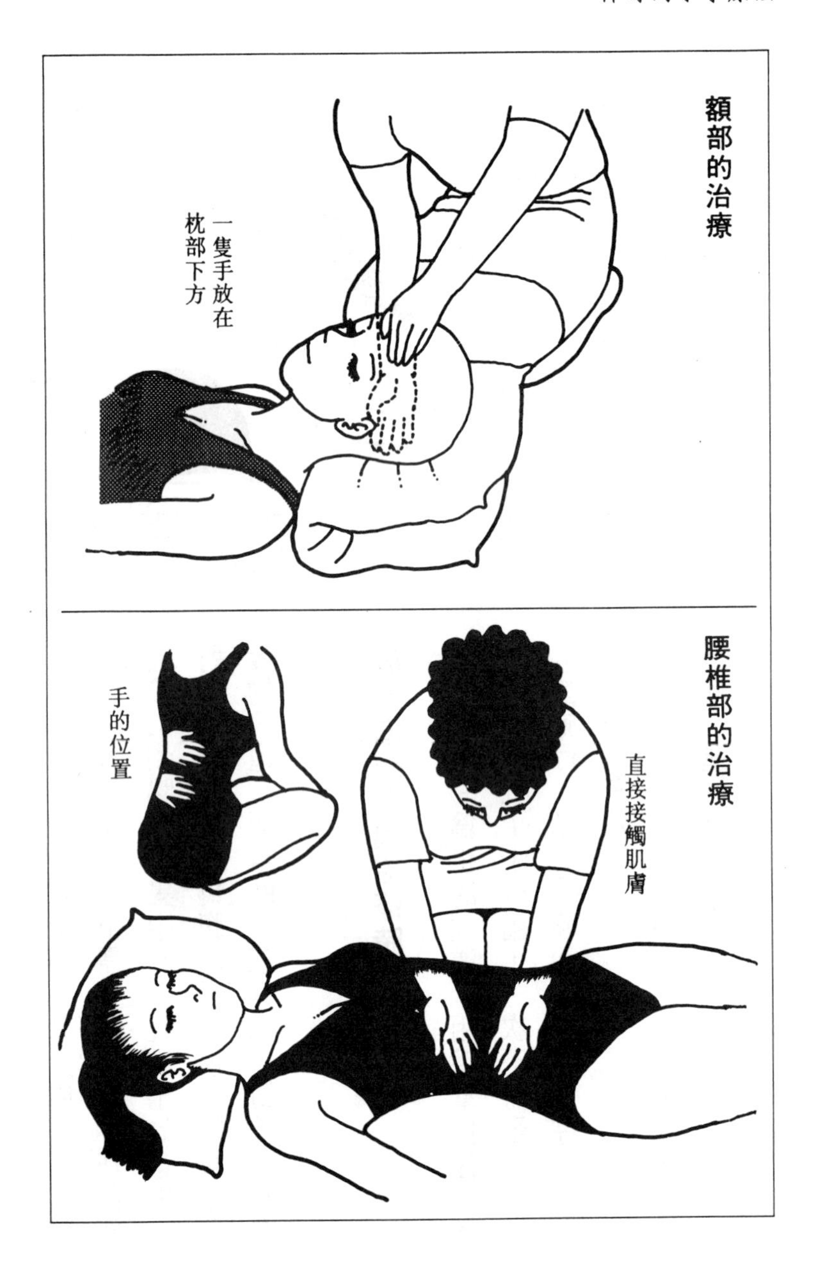
額部的治療
一隻手放在
枕部下方
腰椎部的治療
手的位置
直接接觸肌膚

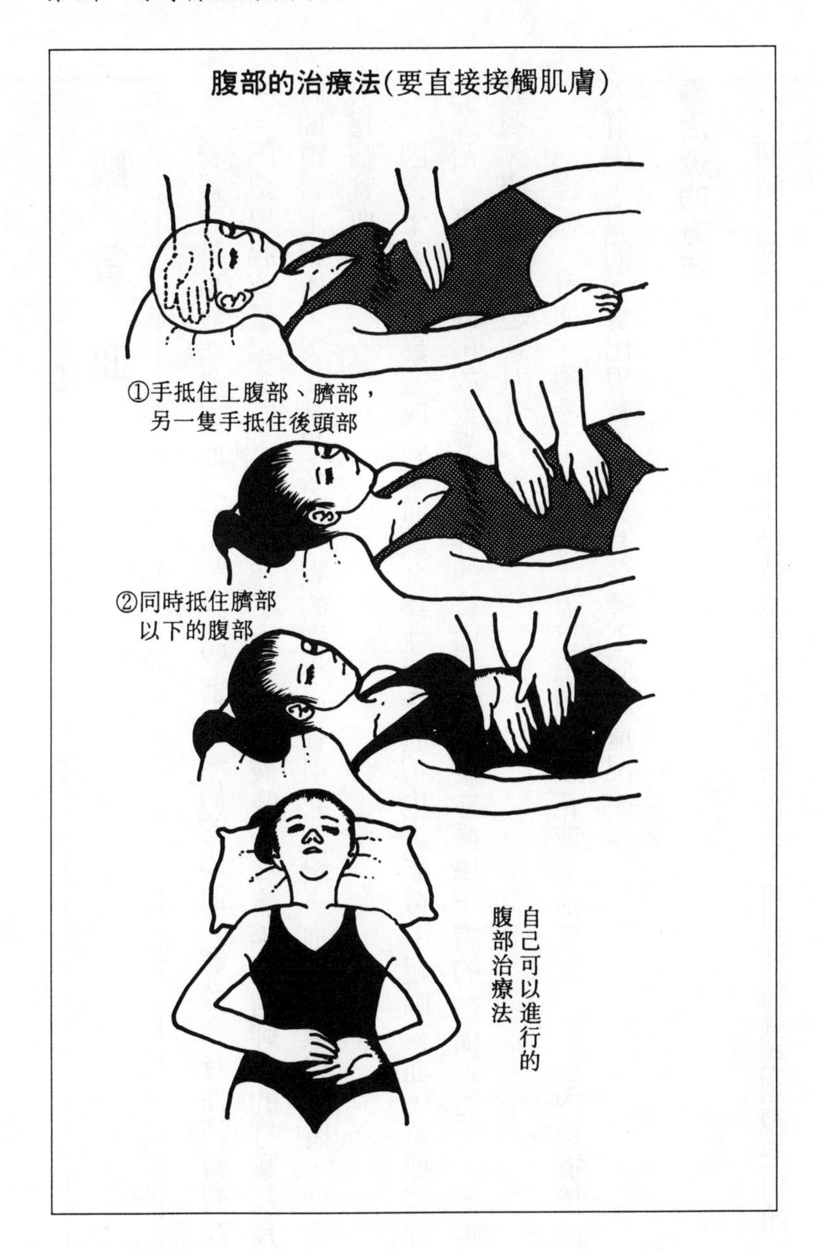
腹部的治療法(要直接接觸肌膚)
①手抵住上腹部、臍部，
另一隻手抵住後頭部
②同時抵住臍部
以下的腹部
自己可以進行的
腹部治療法

腦貧血

交通意外事故造成出血或胃腸、呼吸器官疾病的出血，導致全身血液暫時減少。因爲胃腸或子宮病等，腹部積存了大量的血液時，或者因爲精神上的打擊及長時間蹲著上廁所，突然站起來時，腦的細小血管引起痙攣，血液循環受阻時，便會引起腦貧血。

因爲十二指腸蟲造成的貧血或全身性的貧血，也可能會引起腦貧血，需要醫師的診治。交通意外事故或受傷以外的貧血，就是東方醫學所謂的「虛證體」。胃腸較弱、瘦弱，缺乏氣力者較多見。

泡澡後，貧血、頭發冷、冒冷汗，呈現頭昏眼花或不快症狀。在車內或擁擠的人群中，有的人會出現貧血，具有各種不同的情況。

●治療的方法

仰躺，拿掉枕頭，身體與頭保持水平。貧血時，絕不可以慌慌張張用濕毛巾冷

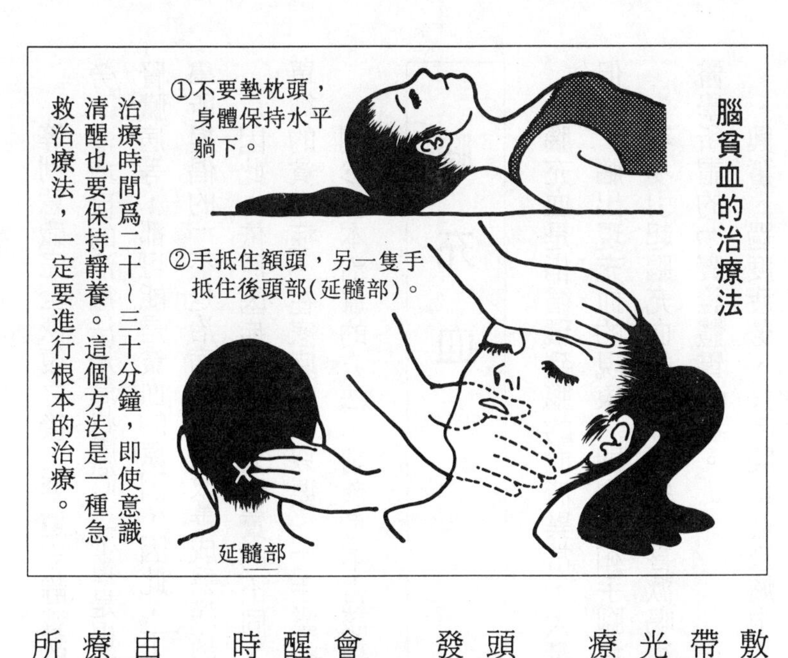

敷。爲避免全身或腦的血液循環受阻，領帶或皮帶、帶子等，需要鬆掉。避免強烈光線刺激眼睛，靜躺休養，開始進行手掌療法。

手掌抵住枕部，單手的手掌抵住額頭，不要給予任何的壓迫，完全貼合。頭發冷，重症時會感覺冰涼。

持續治療，如果有效，治療者的手掌會感覺帶有濕氣，患者的意識也逐漸清醒，這表示治療奏效。當血液循環正常時，覺得神清氣爽。

治療時間需要二十～三十分鐘左右。由於症狀不同，有時需要一小時左右的治療。這個療法完全沒有施行過度的弊端，所以，可以安心的努力治療。

等到意識完全恢復之後，要遵守靜養的原則，利用手掌療法努力消除身心的疲勞。這項目的治療法是急救處置，不算是根本的治療。由於胃腸病、婦女病、心臟病、腎臟病等，都可能是貧血的原因，因此，不可以忘記根本上改善身體的異常。東方醫學所提倡的「不是治病，而是改善成爲疾病原因之身體的異常」，就是這個道理。

因此，依原因症狀、個人體質的不同，需要不同的治療日數、經驗與熟練度。單純的貧血症，在家庭中，只要、「手掌療法」就能治好。

關於根本治療的方法，請參考本書該項目的治療法，加以活用。

腦充血

腦充血是指循環到腦的血液異常，大量集中的狀態。全身血液量並沒有增加，但是，腦出現充血的現象，則內臟和手腳會出現血液循環不足的現象。

容易引起腦充血的人，大多是喜歡喝酒的人、多血症、體格良好，也就是東方醫學所謂的「實證體質」者。

興奮、過度疲勞、長時間鑽進被爐中，容易引起腦充血。

急性時，枕頭墊高，仰臥，使用冰袋或冰枕冷敷。此外，平常有便祕傾向的人，要灌腸，使排便順暢，安靜休息。如果是輕症的話，就能自然治癒。

慢性腦充血可能是因爲動脈硬化症、腎臟病、肥胖症、肩膀痠痛、腰痛等症狀而引起充血。別人看起來好像臉發紅，體格很好，很強壯的樣子，但是，本人卻覺得頭重，每天都覺得非常的憂鬱。此外，平常若無其事的人，有一天也可能因爲腦充血而突然出現頭昏眼花的現象。

最近感覺「頭怪怪……」的人，有激增的傾向，原因有很多。

腦充血的症狀是眼睛充滿血絲，還有頭痛、耳鳴等現象出現。額頭的「太陽穴」，輕輕的用食指、中指觸摸時，會發現肌肉僵硬、充血，因此，血管浮現。

●治療的方法

沈頭墊高，仰臥。單手抵住後頸部到第一胸椎下方，而另一隻手則抵住頭的中心（大腦的部位）。

隨著時間的經過，抵住的手掌會發熱，而且感覺好像螞蟻在爬似的，有癢癢的感覺，或彷彿有弱電流通過般，發麻的感覺。持續治療時，這種感覺會消失，熱也會退去，變成一種濕濕的感覺，這就是因為「手掌療法」使血液循環正常的證明。頭的充血治癒，意識恢復，身心爽快。

●治療時間與注意事項

時間與治療的巧拙有關，大約三十分～一小時內就能產生效果。

一次治療只能緊急去除腦充血，但是，每天要進行一次治療才能使頭腦清晰，過著爽快的每一天。

出血的原因也可能是前面所敘述的內臟疾病、動脈硬化、高血壓等，此外，也可能因為梅毒性疾病而引起。

依年齡、體質、原因、症狀不同，治癒時間有長短之分。若是屬於梅毒性或重

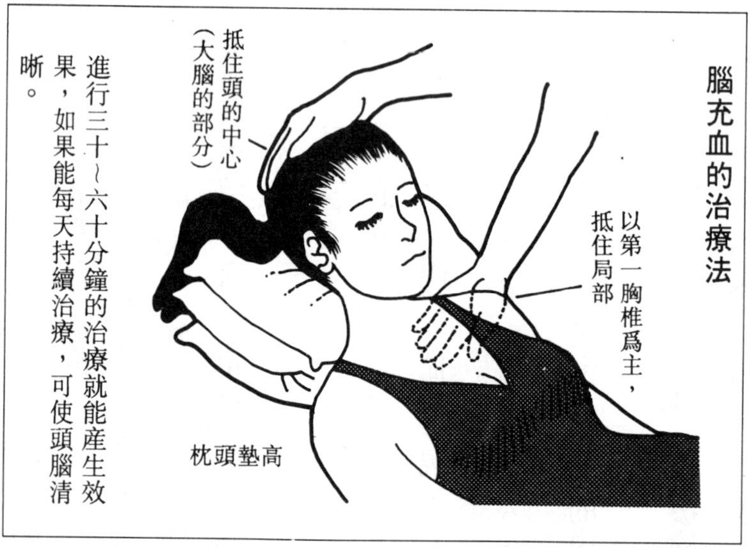

腦充血的治療法

進行三十～六十分鐘的治療就能產生效果，如果能每天持續治療，可使頭腦清晰。

症疾病，屬於醫療的範圍，其他方面則可利用家庭療法治癒。

腦中風

工作旺盛的年齡層，突然因爲腦中風而猝死，即使僥倖撿回一命，也可能出現半身不遂的現象。根據政府每年所發表的『厚生白書』，其死因前十位中，有一個即是腦中風。

不管是誰，爲了逃離半生不遂及腦中風悲慘的命運，而謀求各種的預防法或治療法，卻忽略了根本養生之道，欠缺治療對策。

例如，血壓升高時，會讓人聯想到腦中風，卻不反省血壓爲什麼會升高。如果要使高的血壓下降，嘗試新藥或注射等，暫時控制的醫療，雖然血壓能暫時下降，可是，持續過著不規律的生活，血壓又會再度上升，結果招致不幸。

●耳鳴是腦中風的警戒警報

身體疲勞、血壓上升時，會產生耳鳴現象。高血壓產生耳鳴現象，也可以視爲是告知危險的警報。

要使血壓穩定，要先矯正其根源，即內臟器官的異常，進行去除血液循環障礙的治療，便能使血壓自然下降，擔心的耳鳴現象也能夠消除。

●預防腦中風

腦中風的發作在隆冬時節及四季交替的時節較多，盛夏時節較少。遇到寒冷時，皮膚或血管為了維持體溫，會出現生理性的收縮現象。因為動脈硬化等而變脆弱的血管，無法應付寒冷而破裂，引起了腦中風。

其他腦中風的誘因則是高血壓、壓力等。

腦中風的預防，最重要的是要注意避免過度疲勞，改善生活環境，極力避免壓力與寒冷。所謂「食為命」，飲食方面必須要攝取植物性蛋白質，控制鹽分的攝取量，努力防止肥胖。

藉著食養和治療，使酸性血液改變為弱鹼性血液，去除沈著於血管壁的膽固醇，防止動脈硬化，創造柔軟富於彈性的血管。血液循環順暢，血壓就能恢復正常。

此外，低血壓症也可能引起腦中風，必須注意。

●這些症狀必須注意

不論任何性別，四十公斤以上的人，對於以下的十四個問題，符合項目達兩個以上時，就必須注意了。

(1)經常便祕嗎？
(2)是否有因爲肩膀痠痛而脖頸變硬，覺得不舒服的情形出現？
(3)平常是不是覺得很焦躁？
(4)是否有語焉不詳、反覆說一件事情，說話結結巴巴的情況出現？
(5)夜間是否睡不著？
(6)是否有時候會自言自語？
(7)是否覺得腳沈重而經常絆倒？
(8)是否容易咬臉頰內側或舌頭呢？
(9)是否會因爲一點小事而興奮或生氣呢？
(10)是否有頭重、頭痛，或耳鳴現象呢？

⑾是否經常頭昏眼花？
⑿是否引起神經痛
⒀是否曾罹患膽結石或腎結石的疾病？
⒁是否因爲頭腦不清晰而對事物的判斷力變得遲鈍？

●自己能夠進行的預防與治療法

仰躺休息。

(1)枕部下方　單手抵住這個部位。穴道是㈠頸窩　㈡眼點　㈢風池。

㈠是維持生命，通達重要中樞的延髓及控制全身機能的腦下垂體的相關穴道。效用是消除壓力，湧現體力。

㈡是對於頭痛、血壓亢進、眼、鼻、耳、半身不遂有效的穴道，在頸窩左右三公分處。

㈢是在㈡外側三公分處，對於頭部的充血、腦溢血的預防、頭痛、耳鳴、肥厚性鼻炎、鼻蓄膿症、後頸部到肩膀的痠痛有效。

這三個穴道，能完全納入手掌中，同時進行治療。另外一邊的手掌則抵住額頭的部位（參照下圖）。

枕部下方的頸項部（頸部＝抵住枕頭的位置），如果血壓異常時，會出現痠痛及不需要的脂肪積存現象。另外，當血液酸性化時，因爲自然的排除作用，這部分的皮上會出現溢血、暗色的淤青。持續治療時，自然就會消失。可當成是否有效的判斷標準。

⑵仰躺休息，治療腰部。「健康受到腰的影響」，因爲在腰部有與肝、腎有關的經穴（穴道）通過。

雙手朝上，淺插入腰部，只有拇指伸出到兩側，手腕不會覺得很彆扭，心情儘可能放輕鬆來進行。當然，手掌與肌膚直接接觸。所以，冬天要蓋毛氈，夏天蓋大毛巾。

腰部在治療時會覺得很舒服，變得很輕

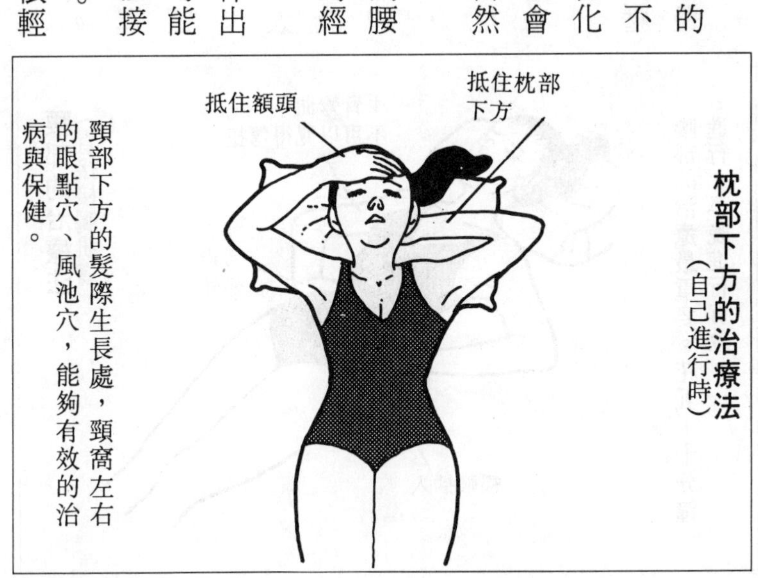

枕部下方的治療法（自己進行時）

頸部下方的髮際生長處，頸窩左右的眼點穴、風池穴，能夠有效的治病與保健。

鬆，但是長時間進行時，肩和手臂根部容易倦怠疲勞，因此，要進行適度調和的治療。雖然具有個人差，但是，腰部的治療一次進行五～十分鐘較爲適當，能產生效果（參照下圖）。

(3)腹部與頭腦有密切的關係，吃得太飽，不管是誰都會想睡。這是因爲大量血液爲了消化吸收，集中在胃及腸，循環到腦的血液量就會減少，而形成催眠狀態。所以，爲了預防腦中風，改善胃腸、肝、腎的功能最重要。接下來敘述的「手掌療法」具有效果。

以臍部爲主，用手抵住，不可以造成壓迫感。左右上腹部（左邊爲胰臟、胃；右邊爲肝臟下方），左右兩手同時進行治療。

腰部的治療法
（直接接觸肌膚）
手臂彎曲，
不可以覺得彆扭
拇指
朝外
輕輕插入
腰部的治療最重要。花五～十分鐘進行，早晚進行有效。

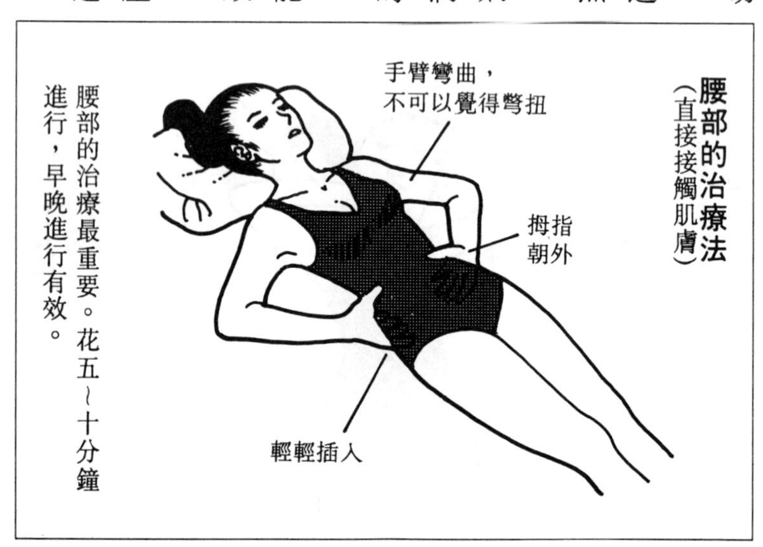

最後，雙手手掌抵住左右的下腹部（左降結腸、乙狀結腸、右盲腸部、升結腸）進行治療（參照下圖）。

各部位進行五～十分鐘較適當。

●適合治療的時間帶

手掌療法雖然隨時隨地都可以進行，但仰卧進行時，以早上起床前或晚上就寢前較有效。

技巧成熟之後，除了特別情況之外，一天一次的治療就能充分產生效果。剛開始時，當然應該要多練習，早晚進行二次也無妨。

持續治療後，會產生反應（瞑眩），身體會產生倦怠感，這是即將復原的自然作

以臍部爲主進行的治療法

（自己進行）

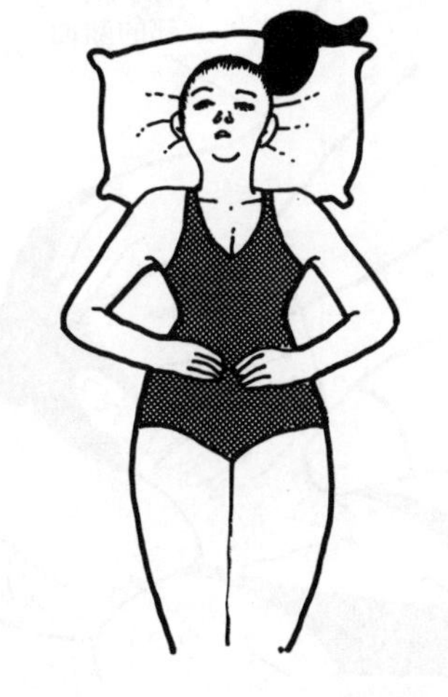

雙手手掌直接接觸肌膚，放在下腹部

以臍部爲主，手掌依序朝上下兩側移動（每個局部五～十分鐘），不可以給予壓迫。

• 當胃腸或內臟異常時，手掌會產生振動感，等到治療奏效時就會消失。

用，可以安心持續治療。

●他人進行治療的方法

治療和個人進行時，使用的部位相同。

接受治療者，採仰臥位，進行治療者坐在右側。

(1)左手手掌抵住枕部下方的頸項部，右手手掌抵住額面（參照下圖）。

(2)左手手掌抵住右腎，右手手掌抵住右側上腹部（參照次頁圖）。

(3)用右手手掌抵住臍上部。

(4)右手手掌抵住下腹部。

(5)右手手掌抵住腰部的左腎。這個部位有腎俞穴（治療腎臟、膀胱疾病、婦女病、腰痛，增進健康、增進體力），與志室穴（泌

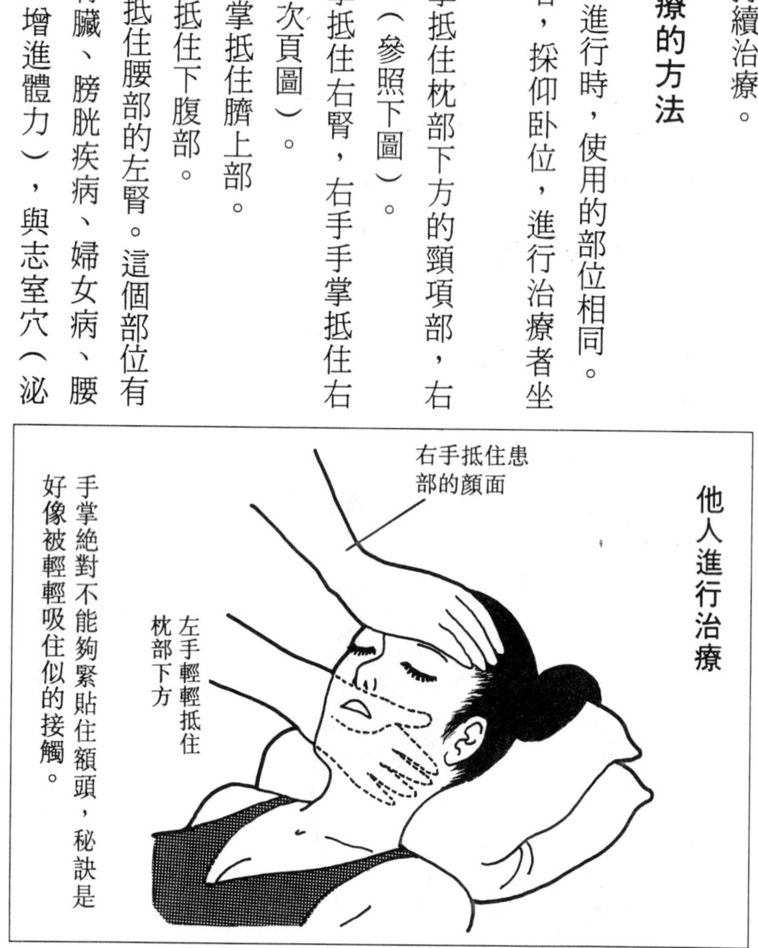

尿器官、生殖器官、消化器官疾病）二個穴道，要同時進行治療（參照次頁上圖）。

⑹左手手掌抵住下腹部右側（參照次頁下圖）。

●治療時間

具有個人差，並不一定⑴爲十～二十分鐘，⑵～⑹各五～十分鐘。

手掌療法的觸診無法充分領會，或時間不夠，無法充分發揮效果，即使超過了治療的時間，有效而又無害，爲什麼呢？因爲來自手掌的輸氣放射，身體只能夠接受一定量而已。就如同即使服用了大量的維他命B_1劑，人體只能吸收必要量，過剩量會隨著尿液排泄到體外。

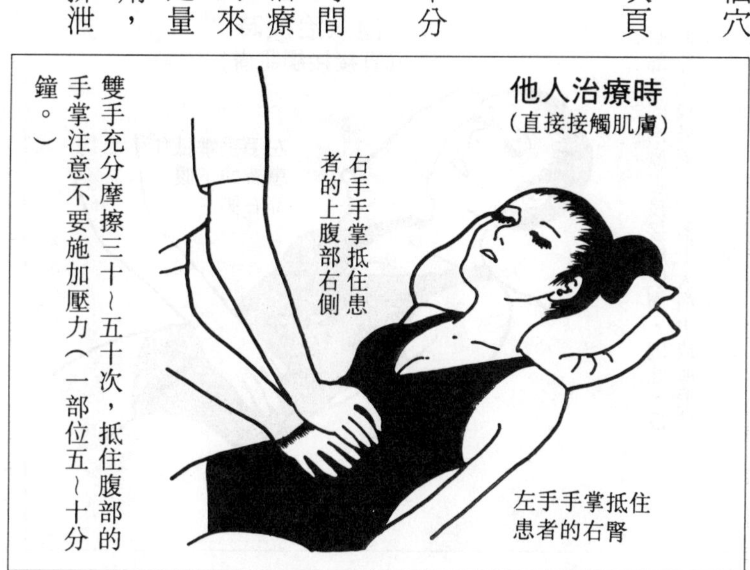

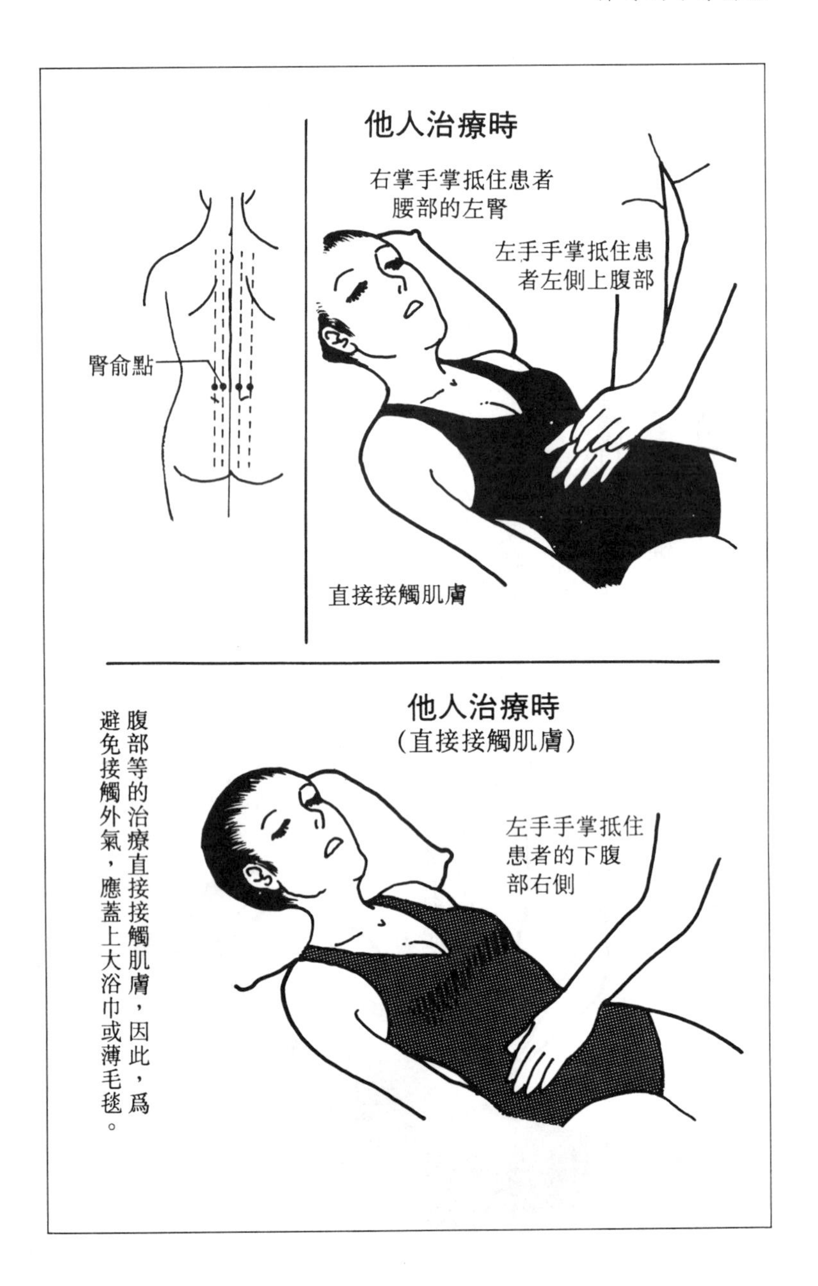
他人治療時
右掌手掌抵住患者
腰部的左腎
左手手掌抵住患
者左側上腹部
腎俞點
直接接觸肌膚
他人治療時
(直接接觸肌膚)
左手手掌抵住
患者的下腹
部右側
腹部等的治療直接接觸肌膚，因此，爲
避免接觸外氣，應蓋上大浴巾或薄毛毯。

因爲談到維他命話題，以下叙述供各位做參考。同樣是維他命劑，像A或D爲油性，在體內會產生蓄積作用，如果服用錯誤，持續服用必要以上的劑量，不需要的部分無法排泄，反而會減弱身體的機能。

這可以說是藥物以外的刺激療法，因此，要適量服用，過量的話，則會造成弊端。

●注意事項

治療腹部時，夏天要蓋大毛巾，冬天蓋輕的毛毯，避免肌膚接觸到外氣。

●身心的調和與食物

進行文化生活的現代人，因精神面（心靈）產生壓力，酷使神經，肉體面依賴機械力，因此，運動不足，體力和氣力便顯著減退。

身心就好像車子的兩輪，人體必須藉著身心的調和才能確保健康，使得自然良能力旺盛。

中國自古就有「醫食同源」或「藥食同源」的說法。食物是命之綱，大家都知道這一點，但是，事實上，食物就是醫師、藥物，因此，要感謝食物，不偏食的人才能自然的取得營養的均衡而得到健康。

肝臟障礙

肝臟貯存所攝取的所有營養，必要的時候提供出來，具有營養銀行的作用，是非常重要的器官。

爲了排泄有害物質及酒精而發揮重要的作用。

一旦肝臟產生障礙時，對全身會造成影響，體內各種的維他命缺乏，活性化不良，其利用能力也會降低。

肝臟產生障礙時，就會出現以下的自覺症狀：

(1)整個身體產生疲勞感。(2)胸口鬱悶，宿醉、惡醉。(3)皮膚發癢。(4)眼睛容易疲倦。(5)性慾減退。(6)臉色蒼白。(7)情緒不穩定，經常焦躁易怒。

●肝炎的產生

肝炎是因爲病毒或藥物所引起的。因病毒所引起的肝炎有兩種，一種是病毒隨著食物和水經口進入而感染的急性肝炎；另一種則是輸血或注射所引起的血清肝炎。最近，已經確認了病毒的本體，但是，和很多的病毒病同樣的，到目前爲止並沒有完善的預防法。

急性肝炎藉著治療和食養，在幾週內，便能自然的治癒了。

但是，即使進行醫療，有的人經過不良，而轉爲慢性肝炎或肝硬化。

●肝硬化非常可怕

肝硬化是指肝臟組織一方面遭到破壞，一方面再生，反覆進行這些作用時，形成硬的結締組織增殖，失去正常功能狀態。此外，除了肝臟以外，血液循環也會發生異常。

肝硬化是腹部會有水積存的可怕疾病，大衆傳播媒體認爲是飲酒過度而引起的，而醫學家也經常提醒喜歡喝酒的人要多注意。雖然國家的酒稅收入增加，可是，肝硬化的人數並未減少。

●肝病最好的治療法就是靜養

病毒所引起的肝炎等，是屬於醫療的範圍，利用手指或手掌的療法，對於使用身體的過度疲勞、不規律的生活，及與其他臟腑的異常有關而引起的肝臟障礙有效。

肝病特效的醫藥品並沒有開發出來，所以，身心的靜養是最好的養生法。即使還沒有罹患肝病，但是，容易疲倦的人，只要躺下來十～二十分鐘，就能夠復原。靜養能夠使營養豐富的血液循環順暢，使肝臟新的細胞再生旺盛，使肝功能正常。

肝臟是重達一～一．二公斤臟器，具有數量龐大的細胞。細胞慢慢的更新，老舊細胞破壞，新的細胞形成，需要非常多的營養。因此，除了靜養之外，不光是蛋白質，還必須補充糖分、脂肪等，保持營養的均衡。

要保持肝臟的健康，攝取含有蛋白質、糖分、脂肪等熱量較高的均衡飲食，非常重要。當然，各種維他命也具有很大的功用。此外，持續養生期間，也必須要謹愼從事。若出現黃疸，後來消失，事後拚命努力的人，在二～三年內，有可能出現肝硬化的現象。

●對肝臟病有效的手掌療法

肝臟是強健的臟器，罹患疾病後，沒有食慾，噁心且容易疲倦等症狀會出現，但是，即使疾病進行到相當嚴重的地步，仍只被認爲是慢性胃病而購買胃腸藥服用，這樣的人並不少。

進行手掌療法後，便能自然消除肝臟的疲勞。可是，光靠這種方法，不能完全治癒肝臟病，只能緩和症狀，提高肝臟的功能。

一旦肝臟惡化時，沒有辦法順暢處理有害物，因此，對於皮膚也會造成不良影響，肌膚乾燥，會出現蕁麻疹或腫疱。

此外，肝病也會造成倦怠、血氣上衝、痠痛、腹痛、食慾不振、失眠症、腰痛，這時使用「手掌療法」有效。

●肝臟病的治療部位與穴道

(1) 枕部

頸窩　後頭下方，中央的陷凹處。在穴道深處有延髓和腦下垂體。

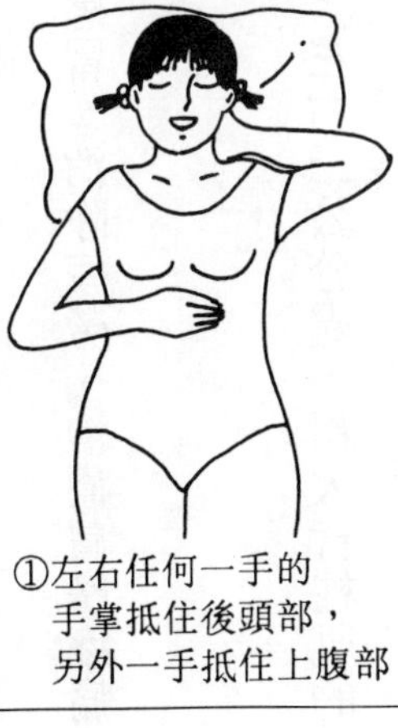

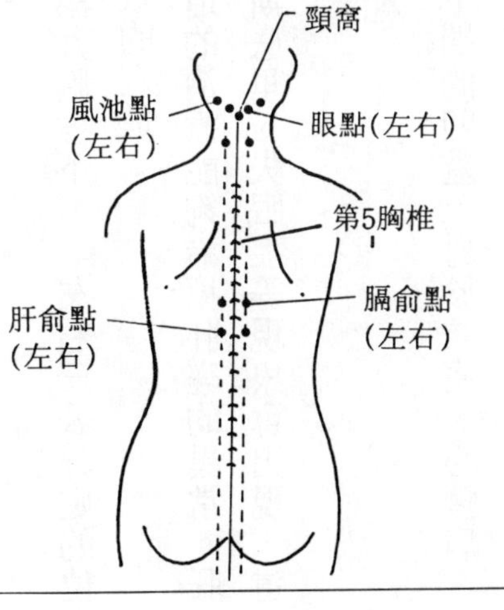

眼點　頸窩左右三公分的陷凹處。對於眼、鼻、耳病、肩膀痠痛、肱神經痛等有效。

風池　對於腦神經系統的疾病有效。也是預防感冒、消除疲勞、治療肩膀痠痛的有效穴道。

(2) 背部

膈俞　左右肩胛骨下方連結線上，第七胸椎下，左右三公分處，粗大背柱肌的內側。能夠使消化器官的功能正常，治療噁心等。

肝俞　距離左右膈俞約四公分下方。在距離第九胸椎下方，左右三公分處的位置。對於胃抽筋、慢性胃弱、黃疸等肝臟疾病有效的穴道。

「俞」是治癒意思，東方醫學認爲，這個穴道的治療能夠治療肝經的異常。肝經衰弱時，氣力衰退、情緒激動、神經衰弱、歇斯底里、失眠症等現象會出現，這個穴道的治療有效。

(3) 上腹部

鳩尾　就是俗話說「心窩」的穴道。在胸骨下端的凹處。對於頭痛、心臟病、打嗝、神經衰弱、胸部以上的疾病有效的穴道。

巨闕　心窩下方二公分處。對心臟病、心悸亢進、神經性消化不良有效的穴道。

期門　在左右乳頭正下方的線上，肋骨的下緣。是治療肝臟病不可或缺的特效穴。對於婦女病、生理不順、子宮內膜炎等也有效。

中脘　在胃的中央部，對於消化器官系統的疾病有效。

(4)臍部

神闕　在肚臍中央的穴道。對於食慾減退，全身出現倦怠感有效的穴道。

●自己進行時的治療順序

採仰臥的姿勢進行。

①枕部（頸窩、眼點、風池）用左右的任一手掌抵住，另一隻手的手掌抵住(3)上腹部（鳩尾、巨闕）。

②上腹部左右（期門）用雙手手掌同時進行治療。

③上腹部（中脘）用左右任一手掌抵住。

④臍上部（神闕）用左右任一手掌抵住。

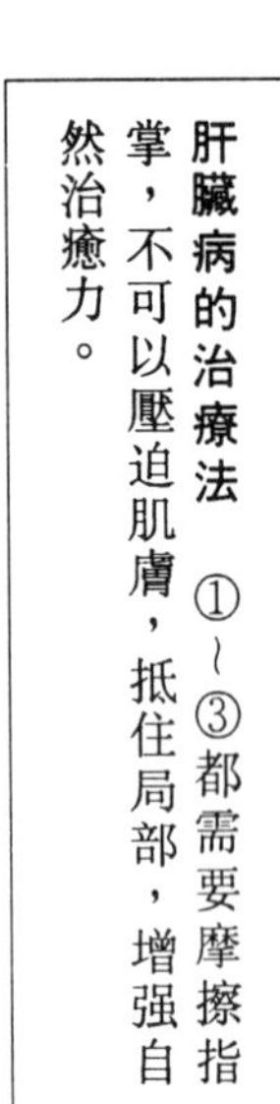

肝臟病的治療法 ①～③都需要摩擦指掌，不可以壓迫肌膚，抵住局部，增強自然治癒力。

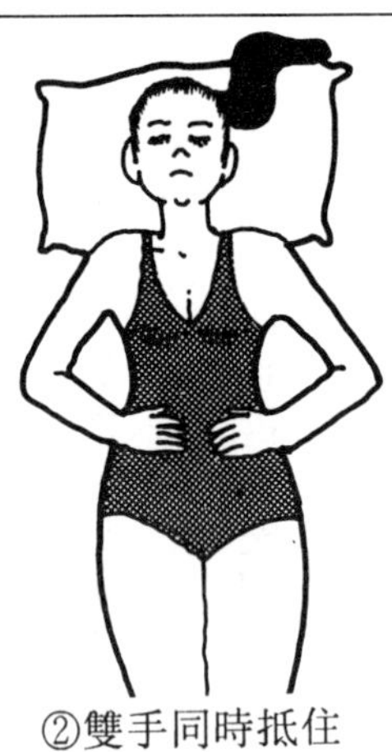

②雙手同時抵住上腹部左右

（都要直接接觸肌膚）

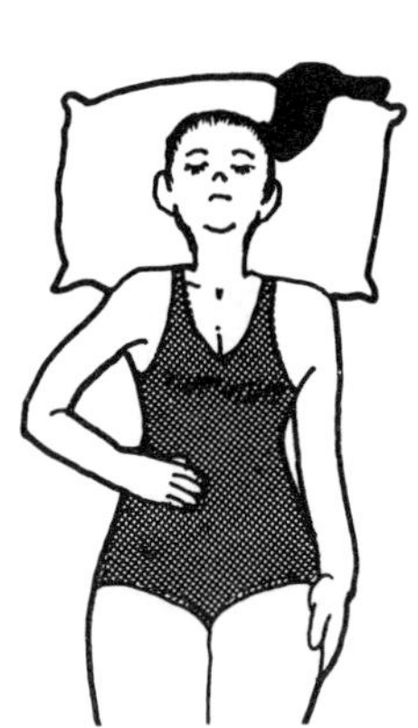

③用左右任何一手的手掌抵住上腹部

⑤背部（膈俞）與⑥肝俞，自己一個人的手搆不著，因此，要請家人爲你治療。

●他人進行治療時的順序

和自己進行治療時同樣的方式。

治療時間到底多久比較好呢？依症狀、體質等，具有個人差，不能一概而論。通常一個部位爲五～十分鐘左右，再移至下個部位。

手掌的抵住法要重視感覺，眞心眞意地專心進行治療非常的重要。

絕對不要好像器械的操作或好像形式化的進行治療，這點一定要注意。

胃腸病

胃腸病是一種現代病。

事實上，在醫院住院的患者或去看街上開業醫師的患者，大半都是胃腸有缺陷的人。此外，看電視、廣播電台、報章雜誌等媒體的廣告，胃腸藥佔了相當大的篇幅。

胃腸藥的形態包括新藥、家庭藥、漢方藥等，有許多的製品上市，其銷售量也相當驚人。但是，不管任何疾病，過度依賴藥物，會使重要的胃腸功能失去恆常性，變得無氣力，成爲沒有藥就成爲沒有辦法生活的體質。

「手掌療法」與藥不同，沒有副作用，而且能提高「自然良能力」，創造健康的身體，從根本改善胃腸。尤其對於胃炎、胃弱、胃下垂症等，具有卓效。

㈠、胃弱

胃的肌肉緊張度減弱，胃的消化運動減退的狀態，食物長期停留在胃中，有時會出現胃下垂的現象。

⑴攝取飲食時，胃不消化。

⑵胃的部位出現水積存的聲音。

⑶頭重、失眠症等神經症狀出現。

胃弱，以漢方的「虛證」體質者較多見。每天過規律正常的生活，一天一次（起床前或就寢前），自己對於後頭下方與上腹部、臍部、背部（膈俞、胃俞），一部位進行五分鐘的治療。持續一、兩週之後，就能使胃腸功能順暢。

㈡、急性胃炎

胃炎分爲急性與慢性兩種。胃黏膜因爲發炎而變得糜爛，胃的功能異常。急性胃炎的原因是外因性的，包括暴飲暴食、攝取刺激性強的食物或藥物，或者因牙齒的疾病無法充分咀嚼、或因細菌感染而引起。

會出現食慾不振、心窩（鳩尾）疼痛、噯氣、噁心、下痢、發燒、頭痛等症狀。

此外，喝酒造成的惡醉，也是急性胃炎的一種症狀。在進行手掌療法之前，要先吐出停留在胃內的不消化物。如果已經經過一段時間的話，可以使用瀉藥或灌腸的方式完全排除。

保持靜養，絕食一～二日，爲避免脫水症狀，必須攝取粗茶或砂糖水等水分。產生食慾後，不要對黏膜造成太大刺激，可以喝米湯、葛粉湯、蔬菜湯、牛乳、粥，逐漸恢復爲正常飲食。

疼痛劇烈的時候，施行「手掌療法」能夠抑制疼痛，具有健胃與整腸作用。急性胃炎時，怠忽了適當的養生與治療，暫時服用市售藥度過危機，但是，逐漸會變成需要花較長時間才能治癒的慢性胃炎。因此，趁著急性時就需要進行適當的治療。

●急性胃炎治療的部位與穴道

姿勢　採仰臥以進行治療。

(1) 後頭下方

頸窩　通往延髓、腦下垂體，對於頭重、頭痛有效。

眼點　對於腦神經疾病和眼、耳、鼻、頭部諸器官的疾病有效。

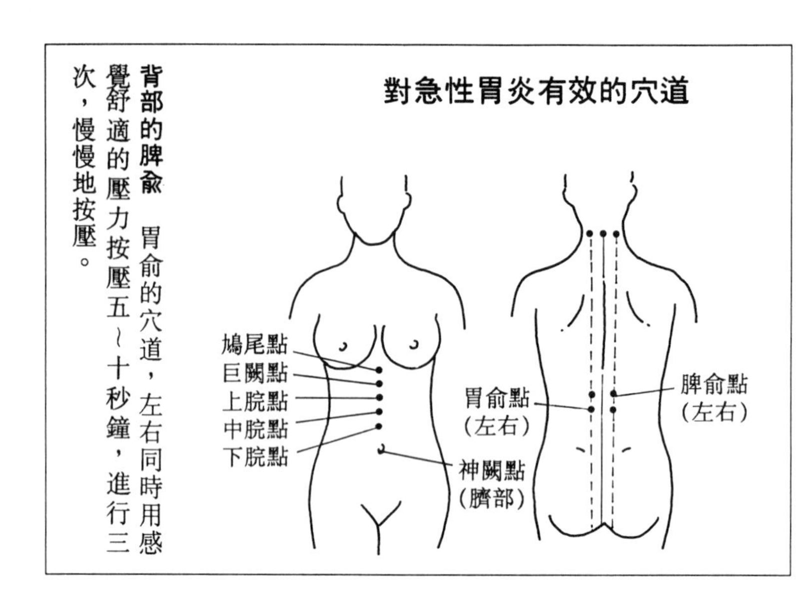

(2) 上腹部

鳩尾　在「心窩」處。對於橫膈膜痙攣，也就是打嗝有效，也有助於在急性胃炎時，吐出胃的內容物。

巨闕　對於心悸、呼吸、困難等各種心臟病有效，也是對於神經性心悸亢進、神經性消化不良等有效果。

上脘　在臍上部十公分的位置。對於各種胃部疾病、急性胃炎、胃抽筋和胃弛緩、胃下垂、嘔吐有效的穴道。

中脘　在臍上部八公分上方。是治療胃的代表穴道。胃，古典醫是指現代的胰臟、肝臟、小腸等消化吸收器官。

下脘　在臍上部四公分上方。脘指的是胃，簡單的說，就是在胃上口部的賁門部爲上脘；中央部爲中脘；下口部（幽門部）爲下脘。下脘是對胃下垂症有效的穴道。

神闕　在臍上部的穴道。對於胃炎、胃下垂、胃弛緩症有效。

(3)背部

脾兪　在十一胸椎下方左右三公分處，脊柱肌的內側。脾臟就是現代醫學的胰臟，是消化器官系統中重要的器官。這個穴道對於胃病具有特效。

胃兪　在脾兪下方的穴道。對於急性胃炎、胃抽筋有效。

治療時間　各部位通常花五～十分鐘的時間來治療。但是，依症狀、體質的不同，可以進行適當的治療。

「手掌療法」不會對於患部造成壓迫與刺激，可以安心地對任何部位進行治療。

可是，一定要學會治療的秘訣，有效地加以應用。

(三)、慢性胃炎

慢性胃炎是經常見到的一種疾病，慢性胃炎由胃壁的狀態可區分爲：

⑴發炎症狀較輕，發炎症狀僅限於黏膜，或者是黏膜肥厚。

⑵發炎症狀已經有較長一些時間，黏膜及其下方的組織萎縮。

具有以上兩種型態：⑴稱爲表層性胃炎、肥厚性胃炎；⑵稱爲萎縮性胃炎。

●無酸性與有酸性的胃炎

慢性胃炎的原因與急性胃炎同樣的，大都是來自外界的刺激，或者是反覆出現急性胃炎及煙、酒攝取過多，吃東西太快的人，都會有這種現象。

內因性則包括扁桃腺炎、流行性感冒、肺炎等急性感染症，或腎盂炎、膽囊炎、肝炎等慢性發炎症狀之後，會出現慢性胃炎。與胃相鄰的肝臟、腸、胰臟等，罹患疾病時，也會引起胃炎。

此外，壓力和失眠症會使胃炎惡化。另外，反覆出現急性胃炎或抗生素、磺胺劑等藥物所引起的副作用，也會造成胃炎。

表層性胃炎在空腹時會感覺疼痛，胃灼熱、噁心（嘔酸水）等現象會出現：而萎縮性胃炎則是上腹部出現持續的壓迫感，食慾不振，噁心、全身倦怠感和貧血等現象會出現。神經質的症狀則更爲顯著。

表層性胃炎、肥厚性胃炎大都爲有酸性(有時出現過酸現象)，而萎縮性胃炎大都爲無酸性。表層性以年輕層爲原則，萎縮性以高年齡層較多見。

無酸性胃炎與飲食無關，經常產生鈍痛感，以無氣力體質的瘦弱型及身材苗條的人較多見。有胃下垂的人或胃弛緩的人，大都出現無酸性胃炎，亦即漢方所謂的虛證體質。

過酸性胃炎會出現與飲食有關的疼痛，在吃過東西後或空腹時，會覺得疼痛。即漢方所謂的實證體質，就是體格較好的人，有過酸性的傾向。

●有酸性胃炎的生活

主要的誘因就是精神壓力與過度疲勞，季節交替時，容易發生。三～四，九～十月要注意飲食。

但是，這種胃炎是因爲胃的功能太好，胃酸分泌激增所造成的，還是可以過著普通的生活。可是，對於會刺激胃黏膜的飲食(煙、咖啡、香辛料、酒類)要限制其攝取量。

●無酸性胃炎的生活

無酸性胃炎（萎縮性胃炎）的治療，必須分爲有症狀時期及無症狀時期加以考慮。前者要去除症狀，後者則要進行增惡的預防改善。

吃完東西後，胃疼痛、噁心、不消化等症狀出現時，要進行類似急性胃炎的治療，靜養、食養，與「手掌療法」這三樣是必要條件。靜養依疾病程度的不同而有不同，還是可以過著正常的生活，可是，要避免加班或旅行等，有足夠的睡眠。

食物方面要吃容易消化、少量、具有營養價值的食物，要充分補充維他命類。因爲胃的消化力弱，所以，一次不要吃太多。

●無症狀胃炎

無症狀時，這個時期胃液的分泌減少，胃的消化較弱，一定要自覺到這一點。因此，對於食物要多方考慮。一次的食量，以胃不會感覺不消化的程度較好。而且，要限制脂肪與纖維類較多的食物的攝取量，充分攝取蛋白質和維他命類。多花點工夫，避免失去食慾。

身心都要努力放鬆，要根治胃腸病，養生和治療很重要，不可以一味的依賴藥物，暫時度過危機。

●幫助「自然良能力」的養生與治療

爲了美容與健康著想，有的人會斷食，但是相反的，有的人則會暴飲暴食，過著不規律的生活，出現胃的灼熱、胃痛、便秘、下痢等現象時，就會依賴藥物或到醫院看病。

不管是誰，身體出現異常時，都會覺得不舒服，因此，要努力轉換心情，讓身心放鬆，努力治療。自己的身體除了要靠自己管理以外，沒有其它的方法。而且，在體內有經常發揮靈妙功能的「自然良能力」在保護我們，所以，只要注意正確的養生及治療，就能提升此功能，心態非常的重要。

俗話說：「餓的時候什麼東西都好吃。」

以營養學進步的今日加以觀察，事實上，口感不好的食品，卻擁有很高的營養價，而很多人喜歡吃的所謂美食佳餚，營養價卻比較低，而且，幾乎都是酸性的食品，會使血液酸性化，成爲疾病溫床的要素。

有元氣的時候就發揮作用，肚子餓時，不管吃什麼都覺得很好吃。不要偏食，攝取均衡的營養，就能夠增進健康。

中年以上的人，相信能夠了解這一點。在太平洋戰爭時及戰爭結束之後，糧食缺乏，交通工具不發達，不管是誰，都能夠充分勞動身體，經常走路，因此，胃腸病等銳減。

而且今日成人病中的癌症、高血壓症等，在昔日也很少。

今日的疾病不只是胃腸病，大多是自己引起的疾病，這一點應該要多反省。

爲了解決這些問題，必須要重視大家的身體，不要忘記治療。

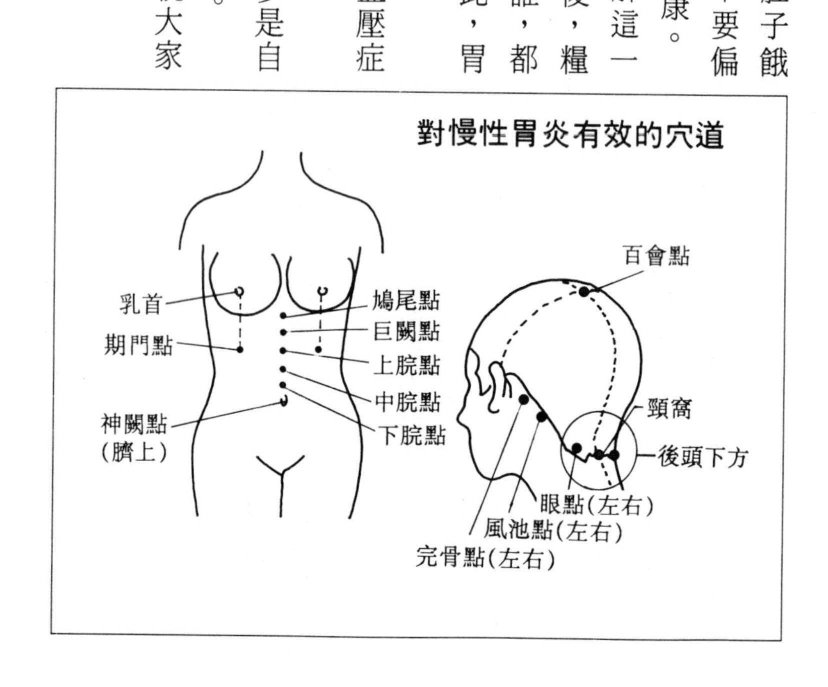

●無副作用的自然治療法

胃是非常纖細的臟器，一旦消化器官某處發生異常時，就會引起消化不良的現象。例如，因爲闌尾炎而出現胃抽筋、疼痛、噁心、嘔吐等急性胃炎的症狀。尤其食慾不振、胃部膨脹感、鈍痛的慢性胃炎症狀患者中，有的人出現肝臟障礙、胰臟障礙，或膽管障礙。

因此，在治療「胃不舒服……」的患者時，經常會發現到大多是因爲其他臟腑的異常而波及到胃。在這一點上，與其著重西方醫學的看法，還不如以漢方的解釋較爲恰當。所以，要對整個身體進行正確的治療，才能夠眞正的治療疾病。

此外，精神上的壓力也會引起消化不良、食慾不振、胃部疼痛等各種的胃腸症狀。

此時，光是轉換心情便能自然治癒疾病。但是，壓力次數增加時，也會成爲胃潰瘍等的誘因，絕不能忽略它的存在，要藉著「手掌療法」使身心得到健康。

●慢性胃炎的治療部位與穴道

姿勢　採仰臥位進行。

部位　後頭下方、上腹部、腹部、背部。

(1)後頭下方

頸窩、眼點、風池。

(2)下腹部

鳩尾、巨闕、上脘、中脘、下脘、期門（兩乳頭直線下，肋軟骨下方陷凹處。能夠使肝功能順暢，強健胃腸。對於婦女病、月經不順、眼睛疲勞有效）。

(3)臍部

神闕（臍上部。對胃下垂症、胃弛緩症有效的穴道）。

(4)背部

脾俞、胃俞、三焦俞（第一腰椎下方左右三公分處的脊柱肌內側。治療消化不良、下痢、食慾減退、頭痛等）、腎俞（對於消化器官系統的患者有效，此外，能使腎經的功能正常，對於腰痛、精力、性能力減退等具有卓效的穴道）。

以上的治療部位不只是慢性胃炎，對於因其他臟腑的異常，而波及到胃的症狀，也能展現共通的效果。

●用臉部和肌膚的顏色了解疾病

東方醫學有所謂的望診，也就是藉著臉部和肌膚的顏色來鑑別疾病原因之意。健康時，呈粉紅色的肌膚；罹患疾病時或發生異常時，會變成青、黃、赤、白、黑等任一種顏色。尤其顏面、手肘內側的皮膚從尺澤到孔最穴的部位更爲顯著。

內臟和經絡顏色的關連，青爲肝、赤爲心、黃爲脾、白爲肺、黑爲腎。具體而言，臉色蒼白或肌膚蒼白的人，肝臟或膽囊有毛病。略微發黃的人，脾（胰臟）或胃有異常現象。

此外，皮膚表面的血管浮現赤色時，表示發熱，青色較强時，表示疼痛，黑色時則是慢性的麻痺性疾病。

手掌療法一部位以五～十分鐘爲標準時間，可考慮病症、體質等，酌量增減。

與急性不同的慢性症狀，需要較長的治療日數。一定要用心的進行治療，不要焦躁，一步一步踏實的實行。

●治療胃腸病的關鍵

胃腸障礙的原因，簡要敍述可分爲兩點。

第一是精神面（心情）的作用，小心者對人、對工作上產生的問題，家庭失和而產生壓力，結果導致胃的功能減弱。平常自誇胃腸健康的，遇到一些擔心的事情或不幸時，會失去一些食慾。相信大家都有這樣的經驗。

第二則是食養方面的因素。以前有所謂「食是命綱」的說法。口感很好的酸性食品(白米、餅、肉類、砂糖等),注意不要攝取過多。

使胃腸惡化的藥物和食品很多,爲了保持健康的胃腸,自己要進行養生和治療,除此以外,別無他法。

女性較多人罹患胃下垂、胃炎、胃潰瘍、胃癌等,大多與對胃造成負擔的酸性食品有密切的關係。

所有的胃腸病的治癒關鍵,在於每天實踐手掌療法及攝取不會對胃造成負擔的麥飯、小魚、蜂蜜、糖稀等健康食品,和黃綠色蔬菜、海草類,過著開朗、輕鬆的日常生活。

●酸性能夠有效增進食慾

爲了預防體力減退或在疾病的恢復期時,要盡可能多吃些東西,如果腸胃的功能還沒有恢復正常,無法多吃,除了進行手掌療法之外,要吃一些酸味的食品,例如,葡萄柚、番茄汁、檸檬、梅乾等,就能提高胃液的分泌而增進食慾。

不論疲勞或宿醉,甚至早起後沒有食慾時,攝取酸味,十分鐘後就會有食慾了。

酸味能刺激味覺、消除疲勞、幫助消除壓力,但是,梅乾一定要去除鹽分再使用。

創造美麗的手掌療法

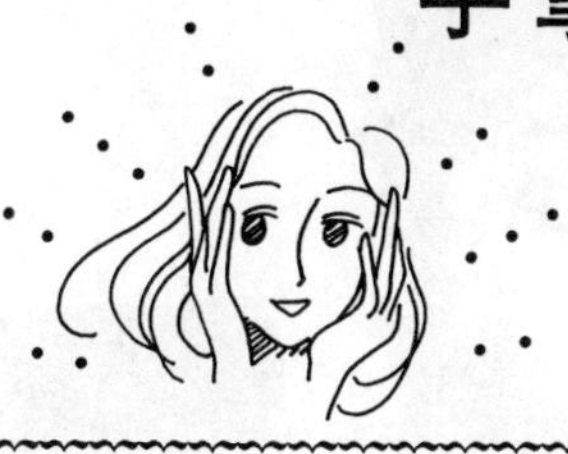

創造自然美

女性不管是誰，都衷心的希望「更美」、「更健康」。

但是，即使是美人或小心謹慎的人，在長久的人生中，健康也可能受損而變得憔悴，或因爲一些意想不到的事情而傷害自己的心靈。此外，在複雜的現代社會中，不自然的物質文明，使得人類原本擁有的自然和美麗，一天一天的消失了。

如果你希望「防患疾病於未然」，希望擁有健康的自然美，那麼，我想「手掌療法」一定能達到你的希望。

藉著指掌放射的宇宙線，能夠消除伴隨自律神經失調的女性的煩惱，提高自然良能力，喚起沈睡在心靈深

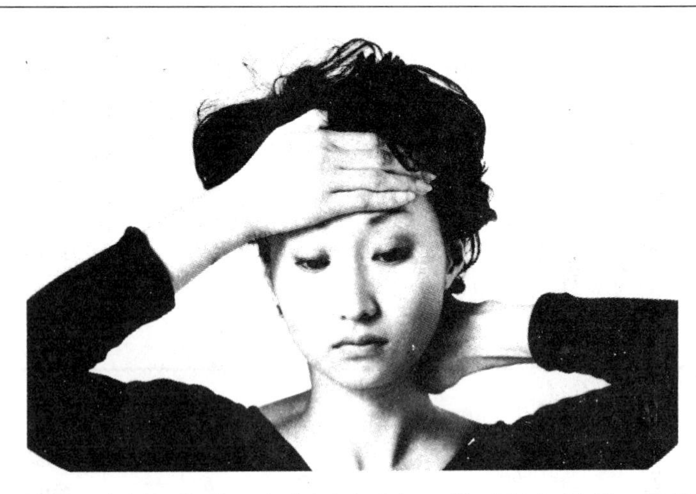

顏面　臉頰、後脖頸左右同時進行。單手抵住額頭，另外一隻手抵住後頸部。各進行5～10分鐘，對面皰、小皺紋、美容有效。

處的「預知本能」，培養保護美與健康的習性。

●創造自然美的美容法

手指或手掌帶有負（－）電，肌肉和內臟等身體等各部位帶有正（＋）電，互相反應就能產生力量。

亦即帶有負離子的手掌，抵住正離子身體的穴道，便能產生活性鈣離子，使得血液和淋巴液的循環旺盛。

血液和淋巴液順暢流通，就能使皮膚的毛細血管得到營養，皮膚細胞更新，充滿彈性、滋潤與光澤。

顏面有表現表情的肌肉，當血液循環不順暢時，會產生僵硬或痠痛。另外，因為壓力而使全身受損時，也會使顏面神經異常。而痠痛、僵硬、神經異常等則是成為皺紋的原因。

例如，血液循環不順暢，罹患手腳冰冷症，肩膀痠痛、頭痛等症狀的女性，皮膚大都失去了彈性，看起來一點也不年輕，而且皺紋明顯，再加上神經異常，更加速了肌肉的衰弱。

只要進行手掌療法，從身體內側改善，就能使肌膚的機能恢復正常。正常的皮膚細胞，旺盛地展現活動，就能給予肌膚彈力、光澤、滋潤。

手掌療法與按摩、塗抹化妝品的美容法不同，能夠使得疲勞肌膚不再感覺疲勞，提高肌膚的機能。

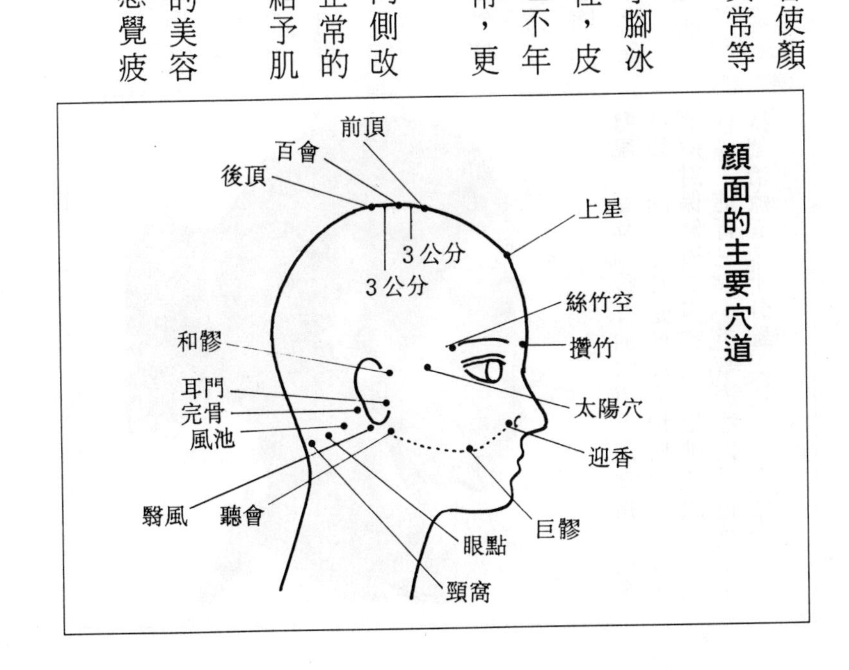

●精神的苦惱會製造皺紋

要使顏面美麗，首先必須要拉平皺紋。最容易形成皺紋的部位是在額頭的橫紋及兩眉之間的直紋。當人類有了精神的煩惱時，所做的事情都會遭遇失敗。即使是美人，一旦焦躁，柳眉倒豎，相信周圍的人都會敬而遠之。

著名新興宗教的故事，信徒遇到煩惱，眉尖出現皺紋時，教主會立刻叫本人張開眉尖，貼絆創膏，同時致力於心情的轉換。絆創膏貼在眉尖，當然很容易就會鬆脫掉，可是，仍然努力學習不會鬆脫，漸漸的就能消除焦躁與煩惱。這的確非常有效，可以說是教主的靈感。

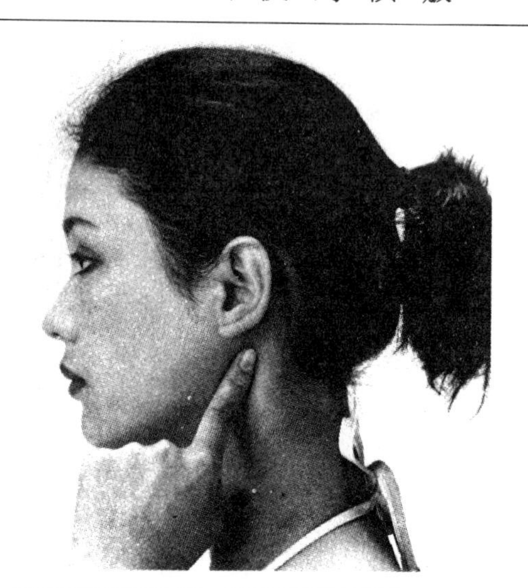

翳風　在耳垂後方的穴道，用食指輕按會感覺疼痛。這裡是顏面表情肌的神經幹，治療對保健與美容有效。指壓時間三～五秒鐘，進行三次。手掌療法以穴道為主，持續治療五～十分鐘，注意不要壓迫。

關於皺紋方面，略述一下我個人的想法。

(1)額頭的皺紋表示初老。

(2)眼尾的小皺紋，表示即將失去青春。

(3)鼻兩側深入的皺紋，臉頰的肉逐漸消失，變得瘦弱，表示步入老境。

顏面形成了皺紋，表示局部的血液循環不良，只要利用手掌療法，就能使其自然復原。

●去除皺紋的手掌療法

要拉平皺紋，需將自己的手掌抵住額頭，單手從枕部下方朝頸椎上方抵住。此外，在治療之前，雙手要仔細摩擦（四十

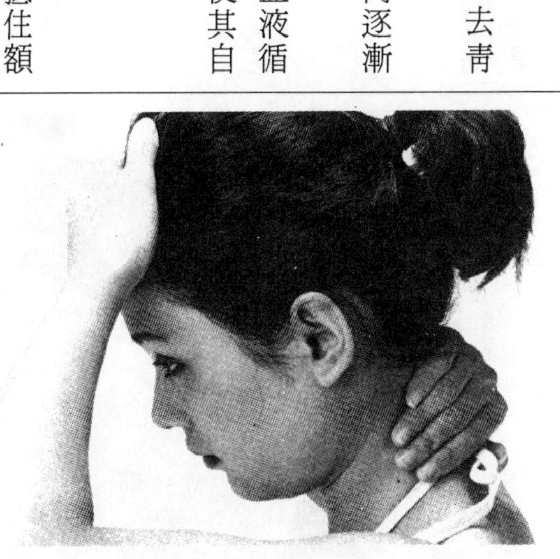

美容去除皺紋　額頭和後頸部同時進行手掌療法5～10分鐘。早晚2次，對於頭重具有速效。

～五十次左右）。利用摩擦，使得氣力旺盛，提高效果。

開始治療之後，隨著時間的經過，覺得手掌好像被吸住似的，而抵住手掌的額頭，漸漸的覺得溫暖，顏面出現粉紅色，擁有年輕的皮膚（參照上頁圖）。

早晚兩次，每次進行五～十分鐘。

此外，兩頰、兩脖頸、口周圍、眼尾，同樣地，一次施行五～十分鐘。

●不要錢的自然美容法

利用「手掌療法」得到自然美及青春，與利用不自然的藥品和溫熱刺激而得到的化妝美比較，具有完全不同的感覺，相信各位能夠淸楚的體驗到這一點。

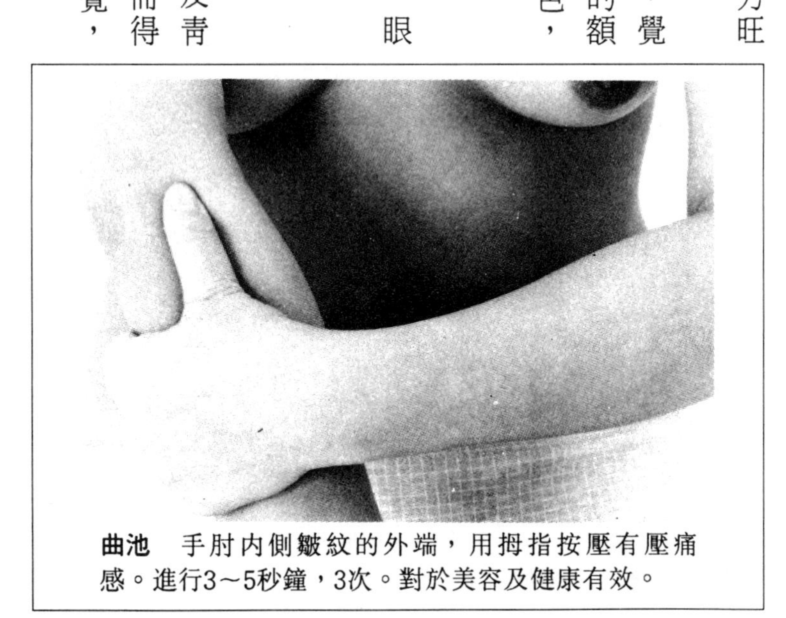

曲池　手肘內側皺紋的外端，用拇指按壓有壓痛感。進行3～5秒鐘，3次。對於美容及健康有效。

自然得到的美，不會產生任何的弊端，當成每天的日課，反覆實行，能提高效果。

以往使你醜陋的皺紋會變淡，顏面的光澤良好，眞正得到美麗。

「手掌療法」與指壓療法相比較，指壓時，一個穴道按三秒鐘或五秒鐘，反覆三次。要陸續按壓許多的穴道，動作較多，因此，可以算是「動」的治療；而「手掌療法」則是要在平心靜氣的狀態之下，一個部位一次施行五～十分鐘，有時需要進行二十～三十分鐘的治療，擁有觸覺，能觀察熱氣，及其體內的動態，可說是「靜」的治療法。

所以，治療時需多花點時間和日數

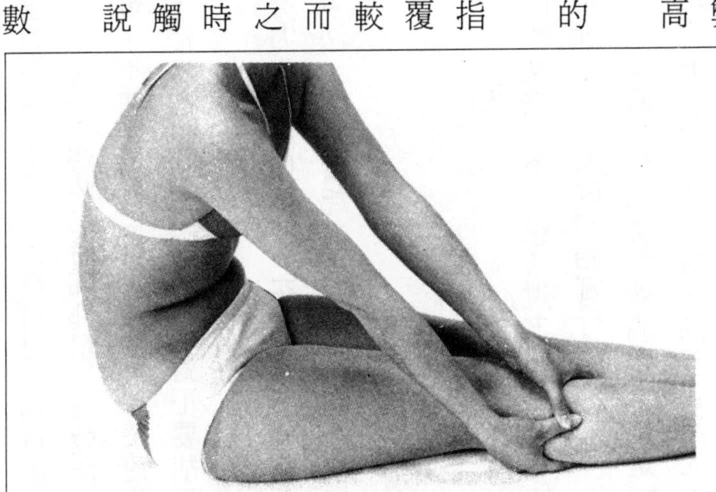

三里　消除疲勞增進健康的有效穴道，對美容具有超群的效果。用拇指雙合法進行3～5秒鐘，3次。

（慢性病或保健法），需要耐心，同時還要有眞心。不過，因爲自己能夠自由地進行，因此，上班時坐在車內，或每天就寢前、起床前，連休息時間都可以有效使用。

肌膚或臉部乾燥的人，具有特異體質，不要被宣傳廣告迷惑，在使用化妝品或醫藥品時，要找値得信賴的藥局、藥店，仔細商量後再購買，絕對不要胡亂使用，才能創造自然的肌膚。

在社會上，有不少人浪費了金錢，努力化妝，以爲自己的臉漂亮，但事實上，並非如此，反而損害了肌膚。人工的化妝法，暫時看起來漂亮，好像皺紋拉平了，可是，實際上，卻很快又會恢復原狀。

●對於面皰、腫疱有效

「手掌療法」不只對年輕女性，對中年女性，不，應該說不論男女老幼，都能夠產生自然健康美的效果，所以，不管是誰，從今天就開始實行吧！

在太平洋戰爭之前，報章雜誌上刊登的皮膚白皙的美顏液的廣告詞是「只要塗抹三天，照照鏡子就知道了」。這個產品得到了很大的回響，銷售量驚人，而「手掌療法」的效果不是暫時的化妝美，是眞正產生了自然美。

持續治療一週、二週，再「照鏡子」確認效果吧！

年輕人有的會有面皰或腫疱的煩惱，一定要嘗試「手掌療法」，但是，面皰或腫疱大多是體質所造成的，不要光執著於臉部的治療，必須適當並用自我健康法和護身法等根本的治療。

此外，治療面皰、腫疱，食養非常重要，控制糖分攝取量，減少肉食，多吃蔬菜、水果，防止便秘。

手掌靜靜，不會有任何壓迫感，貼住臉頰，是治療的秘訣。手掌發熱，感覺好像有弱電流通過，產生發麻的感覺，不久，感覺會逐漸增強，繼而消失，熱也消退了。

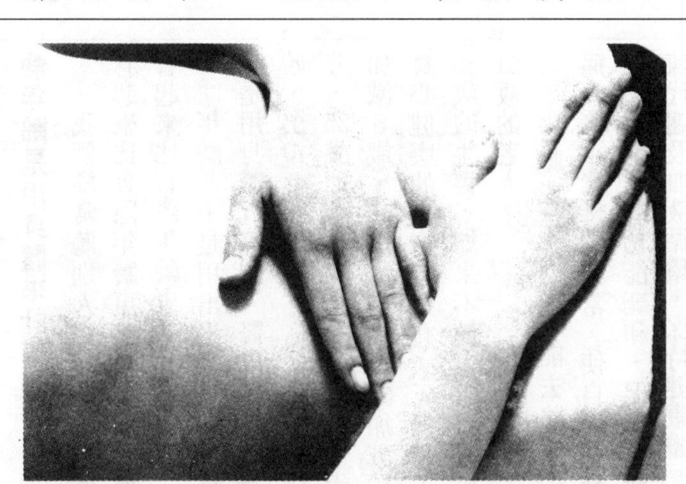

腹部的治療　便秘或下痢、腹部內臟器官的異常是美容的大敵。雙手充分摩擦，治療10～20分鐘。

雖然具有個人差，但是，治療時間大約七～十分鐘。靜靜鬆手時，覺得手有濕氣，臉頰好像塗上一層薄薄的涼質的乳液似的，產生一種滋潤潮溼的感覺、光滑的感覺，使臉色也變成了粉紅色。

●具有全身美容效果的穴道

皺紋的治療和預防，利用顏面的手掌療法和手指，給予輕微的穴道刺激，會產生相當大的效果。如果能夠應用使內臟功能旺盛的穴道，更能提高效果。肌膚的彈性和皺紋與內臟有密切的關係，有便秘傾向或胃弱的人、肝功能衰退的人，肌膚沒有彈力，而且容易出現皺紋。

自己容易治療的效果較高之穴道，有

●年齡是用身體來計算的

我們經常聽別人用耳語說「那個人看起來比實際年齡更年輕」或「那個人看起來比實際年齡更老」。

年齡並不是用出生月日來計算的，而是用身體計算的。醫學上認爲25歲開始，出現老化現象，以健康狀況來區分，25歲加減2歲，35歲加減4歲，45加減6歲，55加減8歲，65加減10歲。身心健康的人，年紀45歲，但是，擁有39歲的年輕，如果不健康，看起來好像51歲的老人。

指壓或手掌療法能去除肌肉的疲痛，矯正脊椎的異常，使自律神經和內分泌荷爾蒙的功能調和，促進血液性新陳代謝及血液循環，保持健康體。

以下幾個，一定要併用。

⑴去除皺紋有效的穴道。「**翳風**」在耳垂後方陷凹處，支配顏面表情肌的神經出發點。

⑵濕疹及腫疱等皮膚病，肩膀痠痛、便祕，要利用手肘外端的**曲池**。還有膝下方的三里（除了美容之外，對於胃腸病、腰痛有效）的穴道。

任何一個穴道，按壓了三～五秒鐘，進行三次。

⑴的翳風用手指輕壓，⑵的曲池用拇指，三里用左右拇指重疊重壓。另外，食指從根部到指尖，仔細的揉搓也有效，腹部則要使用手掌療法。

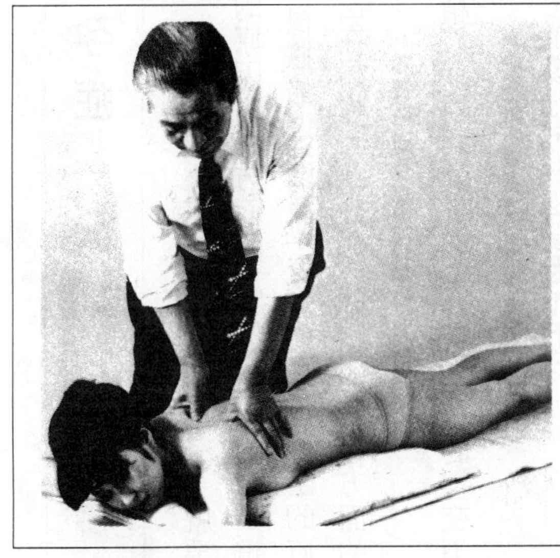

指壓與姿勢　胸前墊一個坐墊，雙手抵住臉，治療者跪膝，雙臂伸直，抵住穴道的指尖，在自己乳頭的直線下方，加諸上半身的體重，雙方哈的呼氣，用感覺舒適的壓力，按壓三～五秒鐘。

獻給想要孩子的女性

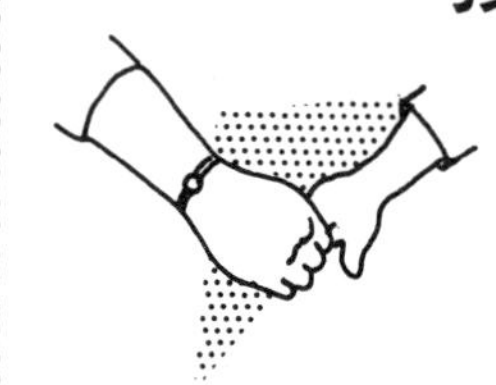

何謂不孕症

古代人認爲，媳婦嫁過來三年，沒有生孩子，就要回到娘家。不孕的原因，單方面認爲是女性的問題，這是錯誤的想法。根據最近的醫學資料顯示，不孕的原因，三分之一都出在男性，三分之二則出在女性方面的異常。

男性大多是精液或性器的勃起不全所造成的性交不充分。

女性的原因比較複雜，主要原因如下：

(1)**輸卵管障礙**＝輸卵管不通暢，因此，精子與卵子無法順利結合，是不孕的首要原因。

(2)**無排卵**＝腦或卵巢異常，導致荷爾蒙作用不充分，無法排卵或很少排卵。

(3)**頸管黏膜異常**＝子宮入口被頸管黏液阻塞，防止細菌類的侵入，但是在接近排卵日時，頸管黏膜變得透明柔軟，讓精子容易通過，一旦出現異常時，精子的通行受阻，成爲不孕的原因。

(4)**子宮內膜異常**＝疾病或外傷、荷爾蒙等的關係，導致子宮內膜狀態不良，受精卵無法著床。

(5)**子宮內膜症**＝子宮中的內膜，因爲子宮肌肉中或轉移到腹腔內的疾病而引起劇烈的生理痛，這是最近較多見的疾病，會阻礙妊娠。

●以創造健康體爲優先考量的東方醫學

東方醫學認爲與其治療不孕症，還不如

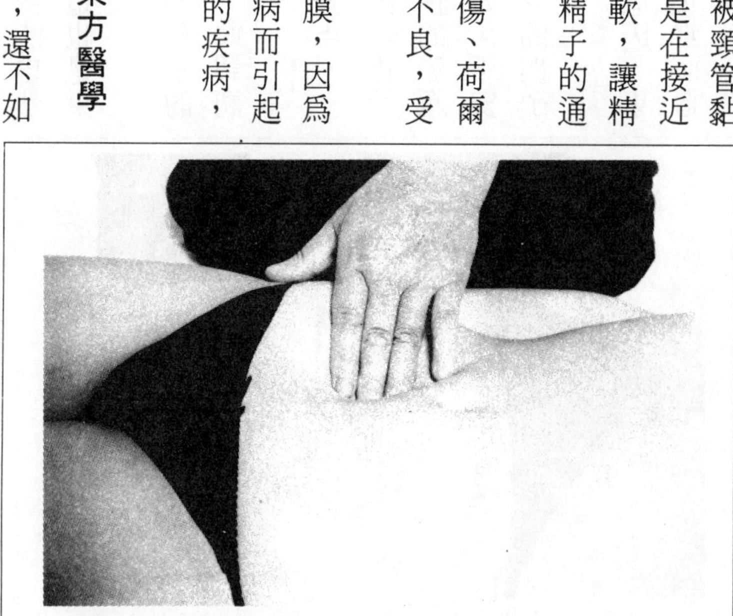

腹部的指壓　食指、中指、無名指併攏，用指腹輕輕哈的呼氣，按壓3～5秒鐘，進行3次。

先保持整體的機能正常，創造一個能自然產子的健康母體才是重點所在，這也是東方醫學原有的使命。

結婚八年，已經放棄能夠得到孩子的人，接受手腳冰冷症的治療時，體調調整，結果懷孕，生下了健康寶寶。

因爲胃下垂症，一手拿著X光片，一手到醫院進行治療的已婚女性，因奇緣而知道了手掌療法，接受治療，以往的流產癖消失，終於懷孕，胃的狀況良好，平安無事的生產，像這種出現二次效果的例子非常多。

現代醫學不了解到底是什麼原因，事實上，只是因爲身體的變調恢復正常而造成的。但是，如果是性器畸型或輸卵管閉

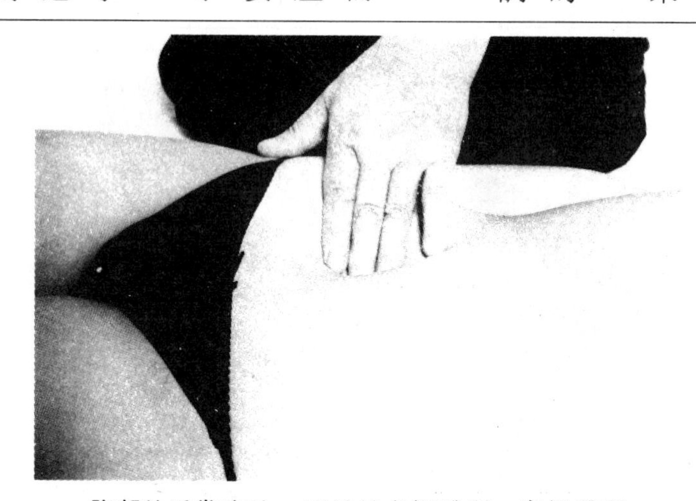

腹部的手掌療法　不只是虛證體質，實證體質也大多以腹部的穴道爲主，進行治療。

塞等，則必須接受專門醫師的診治，才是聰明的方法。

●實證體的症狀與治療法

骨骼、肌肉、皮下脂肪豐富，較胖，臉微紅或黑色、淺黑色，有便秘傾向，容易血氣上衝、身體不順、足腰部痛、不孕症。

瘀血較多（按壓下腹部時，產生壓痛感），這正是適合使用漢方藥《桃核承氣湯》來治療的症狀。

能量（體物質）過剩，新陳代謝或血液循環受阻，產生瘀血，這也是引起自律神經失調，造成手腳冰冷或不孕症的原因。

舉個簡單的例子，背太重的行李，搖搖晃晃的狀態下，如果適當的減輕行李，便會覺得輕鬆。

同樣的，如果去除體內不需要的物質，就是很好的治療法了。

治療法　實證體要用較多的穴道努力排除不需要的體物質，除了手掌療法之外，還要加上腰、肩、手掌的指壓，進行《瀉》的治療，調整體內的機能平衡。

●虛實間證體的症狀與治療法

無法區分虛證或實證，亦即屬於中間的體質。中肉中背、肩膀痠痛、腰痛、手腳疲勞，勉強時，足腰發冷顏面發燙、月經困難症、口渴，容易出現紫色的瘀青，毛細血管好像浮在皮膚表面，就是屬於這種現象。

這是符合漢方藥《桂枝茯苓丸》的證。

治療法　瘀血從骨盆周圍開始，在全身出現較多，併用指掌療法與瘀血吸壓療法，迅速淨化血液，使新陳代謝旺盛，令內臟器官及生殖器官機能恢復正常，自然調整懷孕的條件。

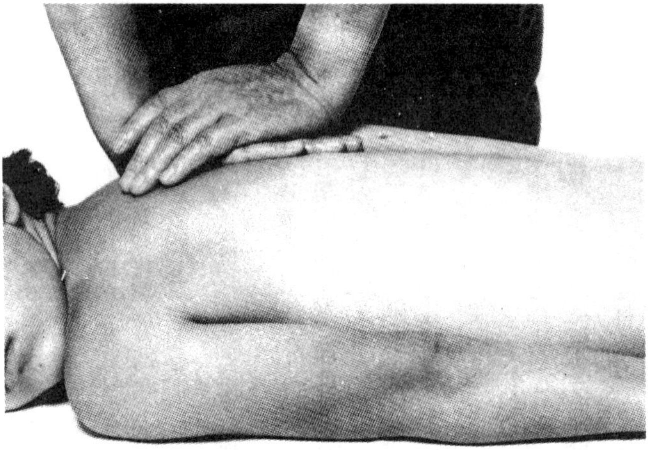

胸椎部的掌壓　身柱、神道、靈台是對於不孕症有效的穴道，輕輕按壓3～5秒鐘，進行3次。

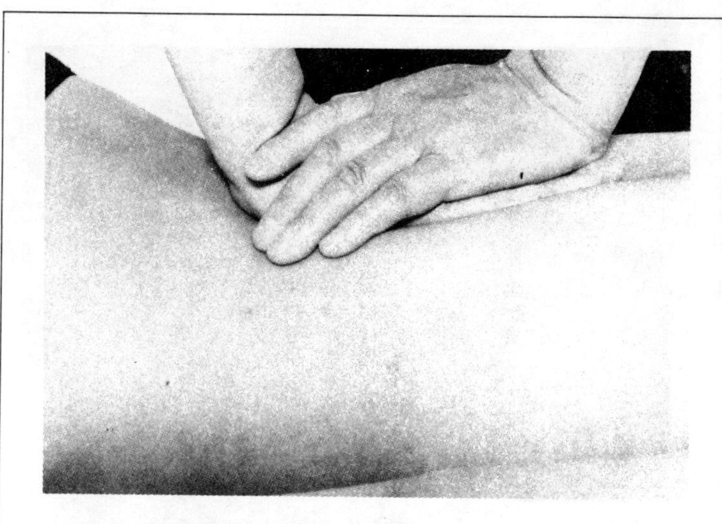

腰椎上部的掌壓　脾俞、胃俞、三焦俞、腎俞等穴道，對於不孕症有效。雙方都要呼氣進行。

●虛證體的症狀與治療法

消瘦或水腫、臉色蒼白，擁有手腳冰冷症而手腳非常冷的人，有疾病傾向的人，整個身體功能不好，容易浮腫，皮膚的感覺小小的，胃的周圍有振水音，體力為中等以下的女性，較多出現不孕症的煩惱。

穴道要施行手掌療法及指壓。

這是符合漢方藥《當歸芍藥散》的症狀。

此外，消瘦、體力較弱、肌膚乾燥、臉色蒼白、無氣力、有盆血傾向、頭昏眼花、心悸、皮膚乾燥、脈搏無力、習慣性流產，或妊娠腎等都容易出

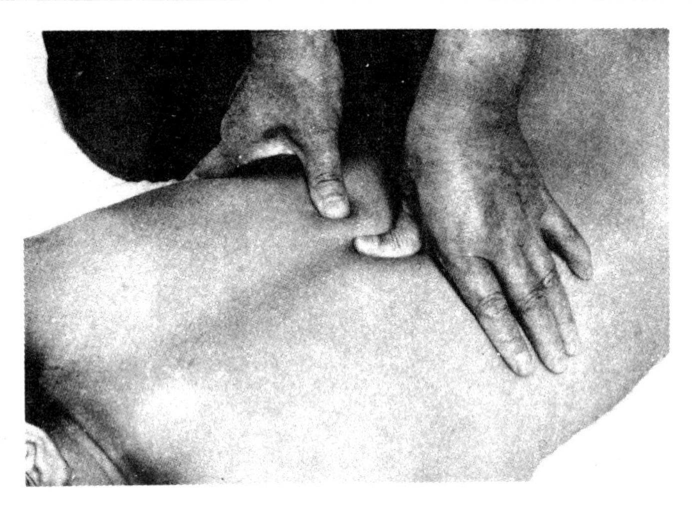

肝兪的指壓　除不孕症外，在治病保健上常用的穴道。用拇指感覺舒適程度按壓3～5秒鐘，進行3次。

現，可以施行手掌療法。

符合漢方藥的《四物湯》的證。四物湯與治療併用，能夠預防早產。

治療法　無體力時，要避免刺激。虛證體要採用《補》的治療，減少穴道的使用，縮短時間，進行指掌療法。

●要解決不孕的問題，要先排除瘀血

東方醫學解釋不孕的原因是「瘀血」所造成的。具體而言，腹部或內臟血液循環不良，尤其下腹部和骨盆周圍充血、機能不夠。

「瘀血」是漢方醫學的用語，亦即所謂的舊血，現代醫學是指酸性、呈現汙濁的血液。

因爲瘀血而導致不孕症、手腳冰冷症、生理不順、月經困難、頭痛、肩膀痠痛、失眠、血氣上衝、焦躁、便秘、頭昏眼花等症狀出現。

瘀血的狀態如果要自行檢查時，則仰躺休息，兩腳伸直，放鬆全身的力量，其次，將食指、中指、無名指三指併攏，朝腹部肚臍兩側及距離肚臍約六公分處（天樞穴）及肚臍下方九公分處（關元穴），用指腹將三處穴道按壓，壓的同時要「哈」的吐氣，再靜靜地按壓（三～五秒鐘），感覺壓痛就表示有瘀血。

現代醫學所說的自律神經失調症，是指瘀血所引起的症狀，也是手掌療法、指壓、瘀血吸壓療法的適應症。

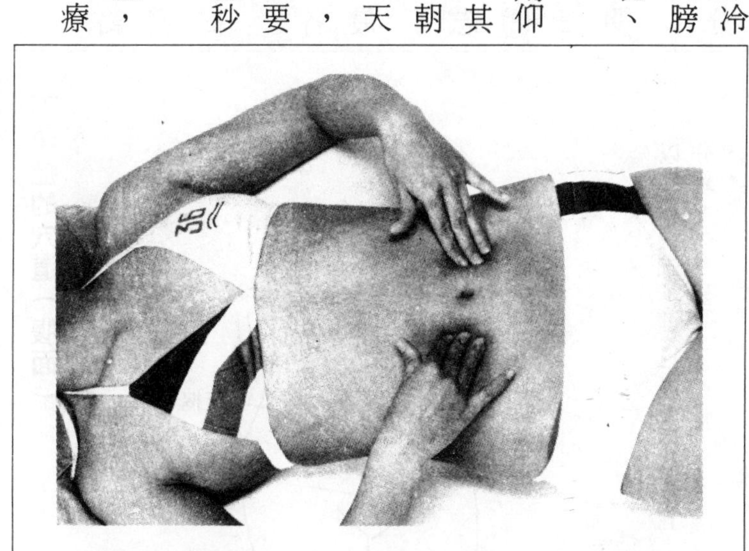

天樞穴　在臍部左右9公分處，三指同時輕輕按壓，感覺壓痛表示有瘀血。

●穴道及其效用

先前叙述過，人體遍布經絡，經絡上有穴道（經穴），不管哪一條經絡發生異常時，藉著關連穴道消除問題，提高自然良能力就能解決問題。

在此列記對不孕症有效的穴道，各穴道對於不孕症以外的疾病也有效，最好廣泛應用。

(1)膈俞、(2)肝俞、(3)腎俞、(4)志室、(5)大腸俞、(6)八髎穴、(7)身柱、(8)神道、(9)靈台、(10)陰谷、(11)復溜、(12)三陰交、(13)血海、(14)曲池、(15)天樞、(16)關元、(17)中極（參照下圖及次頁圖）。

(1)膈俞＝第七胸椎下，左右三公分

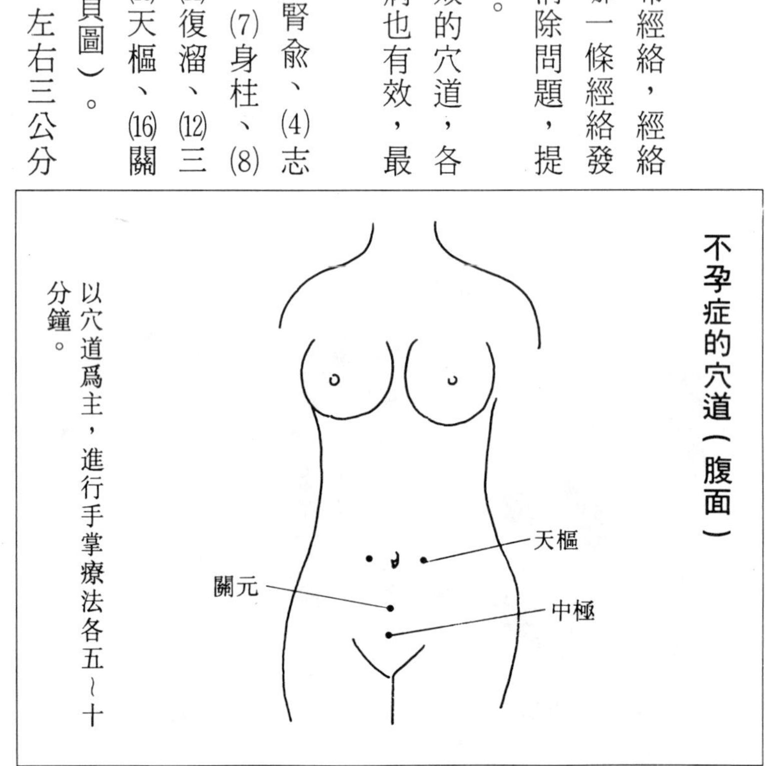

不孕症的穴道（腹面）

以穴道爲主，進行手掌療法各五～十分鐘。

（左右肩胛骨下端線上）突起的脊柱肌的內緣。

效果　使胃腸機能恢復正常的穴道。治療胃不消化、噯氣等症狀，對於咳嗽、呼吸困難、胸部或側腹的疼痛、血氣上衝、失眠症等也有效。

(2)肝俞＝第九胸椎下左右三公分處。

效果　使胃和肝功能正常，具有鎮靜神經的作用，幾乎對於全身的疾病、增進健康都有用的穴道。

(3)腎俞＝第二腰椎下左右三公分處。突起的脊柱肌的內緣。

效果　能夠改善下腹部、腎臟、膀胱、生殖器官、腰部等下半身機能的疲

不孕症穴道（背面）

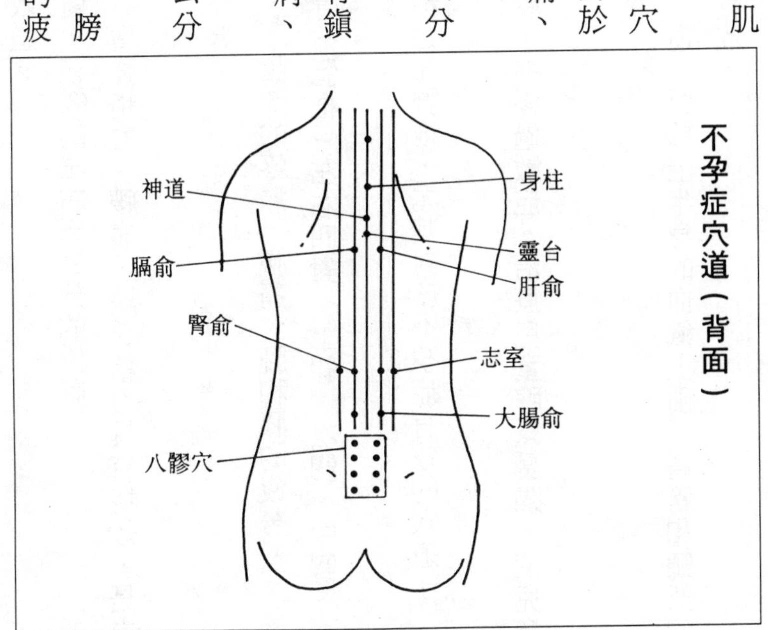

勞與異常，有助於增進鬥志和精力的穴道。

⑷志室＝第二腰椎下左右六公分處，在⑶的左右三公分的位置。

效果 志室的別名「精宮」，對於增強精力、腰痛、缺乏精力具有特效，是夫妻生活不可或缺的穴道。

⑸大腸俞＝第四腰椎下左右三公分處。

效果 治療手腳冰冷症、子宮病、下腹部的疼痛、腰痛、腳和膝的疲勞。

⑹八髎穴＝腰椎下方相連的扁平骨（骶椎）左右四對（上髎、次髎、中髎、下髎）穴。

效果 對於生殖器官疾病、增強精力、腰椎，尤其對於不孕症有效的穴道。

⑺身柱＝第三胸椎正下方的穴道。

效果 去除頭痛、肩膀痠痛、疼痛、神經過敏症。治療兒童脾氣暴躁，使兒童身體健康的著名穴道。

⑻神道＝第五胸椎正下方的穴道。

效果 對於循環系統障礙有效的穴道，對於上半身的血氣上衝、肩膀和頸部的痠痛、心悸、呼吸困難、情緒不穩定有效。

⑼靈台＝第六胸椎正下方的穴道。

效果　對於心悸、呼吸困難、支氣管炎、胸椎的疼痛、氣喘有效。

⑽陰谷＝曲膝內側橫紋一端的穴道。

效果　對於腹部的腫脹、腰的神經痛、增強精力、手腳冰冷症、腎臟疾病等有效。

⑾復溜＝在內踝中心四公分上方、跟腱的前緣。

效果　對於腹部膨脹、手腳浮腫、月經不順、手腳冰冷症、腎臟病等有效。

⑿三陰交＝在內踝中心上方六公分處，脛骨的內緣。

效果　對於女性疾病，尤其是不孕症、手腳冰冷症、腰痛有效。

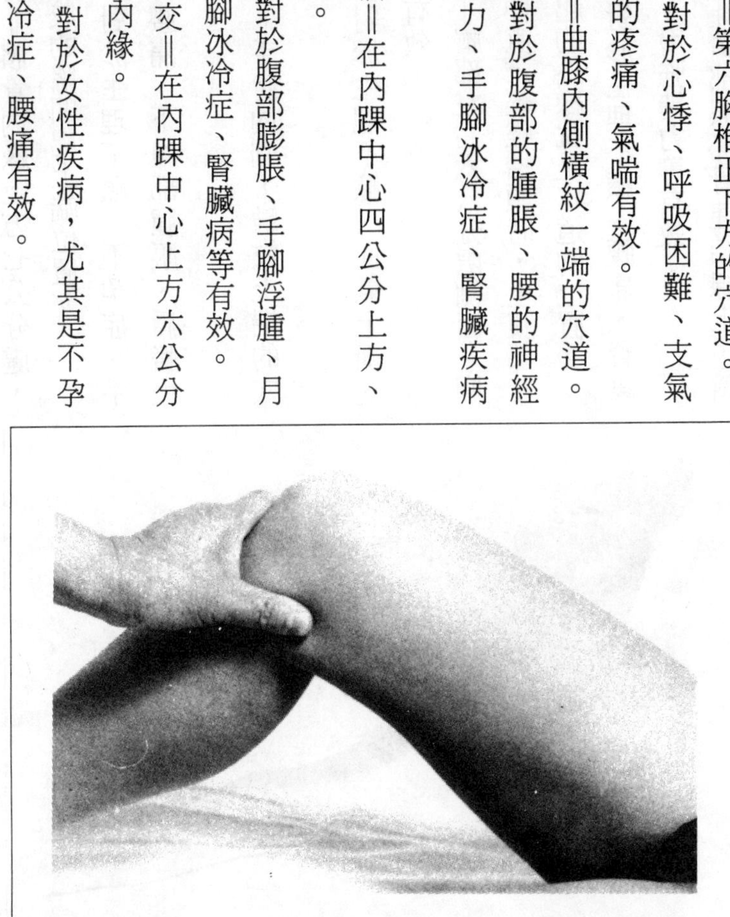

陰谷　曲膝，內側出現橫紋下端的穴道。用拇指按壓，自己可以進行。

⒀血海＝髕骨內緣上方七公分處，膝用力所形成的陷凹處上端位置。

效果 對於生理不順、不孕症、手腳冰冷症、腰痛、下腹部腫脹、肩膀痠痛等有效。

⒁曲池＝手肘內側，皺紋上端的穴道。

效果 對於生理不順、血氣上衝、肩膀痠痛等有效。

⒂天樞＝臍部左右六公分處側面。仰躺休息，腳伸直，輕輕抬頭時，上腹部左右腹直肌隆起的外緣就是穴道的位置。

效果 對於生理不順、腰痛、腎臟病、肝臟病、增強精力等有效。

⒃關元＝臍部與恥骨連結線上，臍

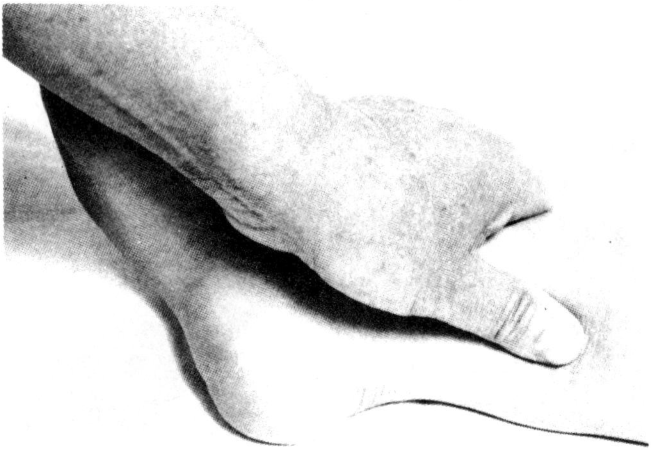

三陰交 內踝上方6公分處，脛骨內緣的穴道。對於不孕症、婦女病有特效。自己也可以進行。

部下方九公分處。

效果　對於手腳冰冷症、生理不順、不孕症、精力減退等有效的穴道。

⒄中極＝在恥骨上端三公分上方的穴道（下腹部中心的經脈）。

效果　對於生殖器官、泌尿器管疾病有效的穴道。

⑴～⒄的穴道，不論實證體質、虛實間證體質、虛證體質都有共通的效果。

如果是實證體質與虛實間證體質，可以追加肩膀、手腳的穴道，進行治療。

虛證體質則適合加上護身法和手掌療法。這方法是絕對無刺激的自然療法，一天可以施行幾次，不用擔心施行過度，絕對不能給予任何的壓迫。

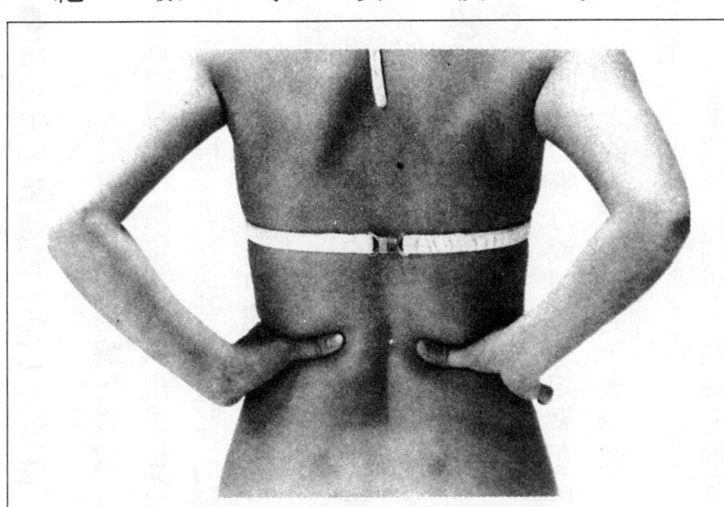

志室　用拇指抵住，哈的呼氣，上身向後仰，加諸壓力能產生效果。腎俞穴在內側。

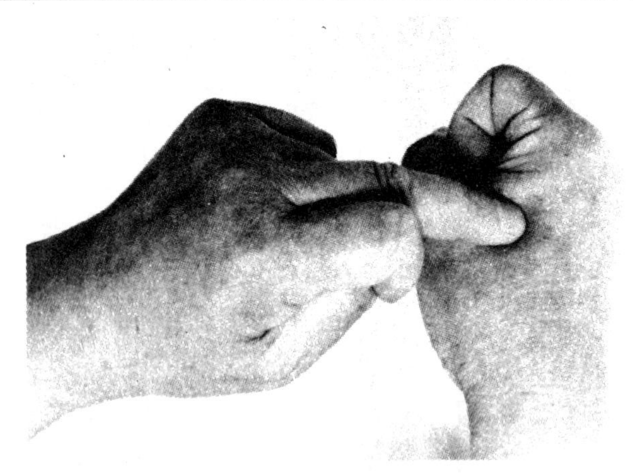

體力測定　用力握緊，拇指與食指之間，出現的肌肉隆起，用另一隻手的中指按壓，應該有彈力。在接觸身體時，感覺具有同樣彈力者爲實證體。

●用指尖判斷體質（證）的方法

重視體質，進行治療，實證、虛證、虛實間證三種體質，可以用手指按壓，加以判別。爲各位叙述基本觸診法的秘訣。

①左手或右手中的一隻手，拇指朝外側握拳用力。

將另一隻手的食指或中指按壓握著的手的拇指根部與食指根部之間所形成的肌肉隆起處，應該有一種緊繃、有彈力的反應（參照上圖）。

同樣的張力或彈力，如果在自己的身上或家人的身上觸摸到，表示此人是實證體質。

②張開握住的手，在與先前同樣的位

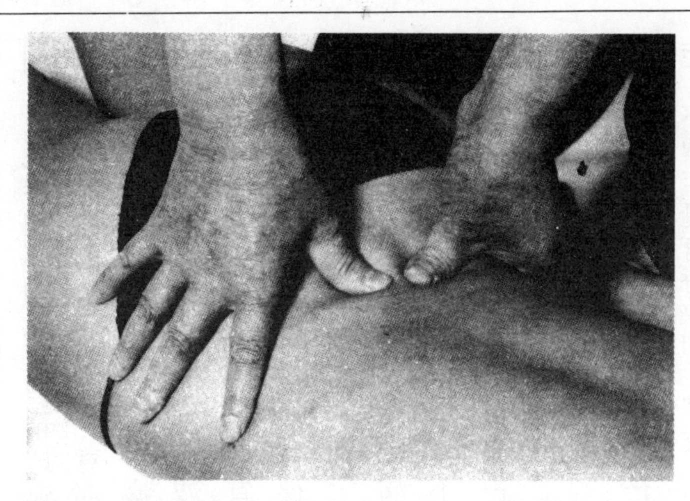

八髎穴　在骶椎左右8穴。對於不孕症、增進精力、生殖器官疾病有效。用拇指各按壓3～5秒鐘，進行3次。

置，用食指或中指按壓，應該有一種柔軟、沒有壓力、不值得依靠的感覺。

像這種沒有彈力，或力量不值得依靠的感覺，按壓脈搏腹部或其他位置時，如果有出現這種感覺，則表示此人是虛證體質。

③拇指朝外，放鬆力量輕握，再用食指或中指按壓，雖然沒有張力、不值得依賴，但是，仍有一些彈性，也就是介於①與②之間的觸感。

像這種不會有過分的張力，也不會過分鬆弛的身體，即稱爲虛實間證體質。

●淨血、改善血液循環的瘀血吸壓療法

依體質、症狀、性別、年齡等的不同，

使用一定規格一套的吸壓器五個～十二個。吸壓器內部的氧用酒精燃燒，形成眞空，再吸在腹部、腰部、背部、手腳穴道上，可以使得酸性血液（瘀血）變成弱鹼性的清淨血液，使得血液循環和新陳代謝旺盛，改善內臟諸器官失調的功能，提高自然良能，治病、保健、恢復青春。

尤其東方醫學特別重視疾病的原因瘀血，可以將其誘導到皮下，不需要任何一滴的瀉血，就可以改變自己的血清和蛋白體，再吸收到體內（參照下圖）。

瘀血吸壓療法要和對於手腳冰冷症、不孕症具有特效的手掌療法併用。

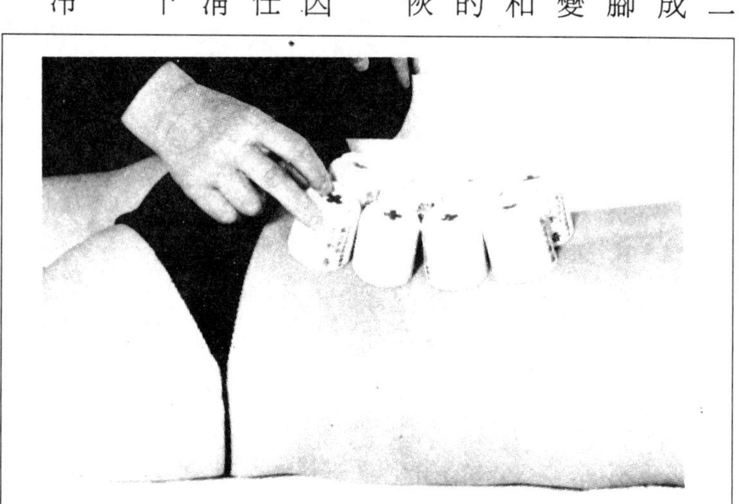

瘀血吸壓療法　使酸性化的血液呈弱鹹性的生理血液。對於不孕症具有卓效的療法。

●自己創造健康

星期天在家自己動手做，英文稱爲Do－it－yourself（DIY），亦即自己想、自己設計，充分使用身體產生的成果，會令你產生滿足感、自信與魅力。

隨著高度成長，一切都變得專門化，我們停止了自己動手做的行爲，事事由他人去做。因爲省力化、依賴機械，乘車代替步行，對於子女們的教養，交由學校老師去做。稍微有一點感冒的人，跑到醫院去看病，把候診室擠得滿滿的——但是，這些都要付出代價的。人犧牲了自己天賦的能力而得到輕鬆與方便。

最近經常聽到自己投藥的說法。自己的身體當然想要依賴醫師的專門知識，可是，稍微有點失調，想要自己處理就會產生這種心情。

這種自己投藥的做法也算是Do－it－yourself 的想法之一。

不僅是不孕症，要治療很多的疾病，東方醫學所進行的家庭療法，相信可以幫助你達到自行投藥的理想。

科學進步，將來精巧的醫療器械一定會發明出來，但是，不可能不需要手指的接觸就能夠操作應用。

此外，始終依賴器械的診療，會使醫師的診療技術顯著降低。

自己創造健康就是正確享受自然的恩惠，努力於身心的健康，如果身體發生異常時，要立刻用指掌進行治療。

●防止老化的手掌療法

老化的現象首先出現在性行爲方面。性力原動力在後頭部、頸部、下腹部、腰。因此，各部位的充實或衰退，掌握健康與否的關鍵。

後頭部瘦弱，頸部無力，是衰退的徵兆。在腹部臍部下方六公分處的關元與脾經（消化器官）、腎經（精力源）、肝經（生殖器官、肝臟、眼）、任脈（身體的臟腑）連接，是具有特效的穴道。正坐或仰躺休息，腳伸直，食指、中指、無名指併攏，指腹抵住穴道，深深吸氣，感覺用力時，表示充實。如果鬆軟，具表示衰退。

各部位進行手掌療法，調整體調，就能夠創造精力。

放鬆身心的整體操法

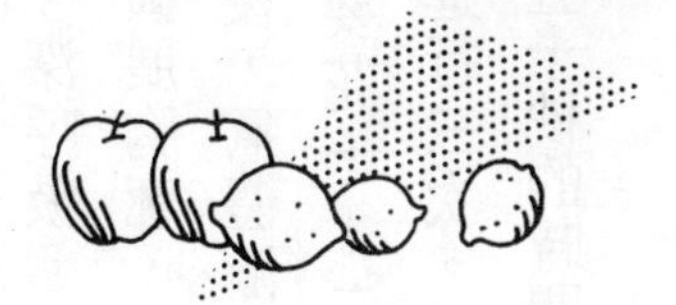

恢復年輕的運動法

在生活中感覺壓力時，不要使用器械器具，不必選擇任何的場所就可以進行的整體操法和自己進行的指壓組合運用，立刻展現效果。如果因爲運動法而呼吸困難、頭昏眼花的人，可以使用呼吸法和指壓。

每天持續進行，能夠得到健康年輕、保持自然美、改善體質，也有很好的美容效果。

①呼吸運動法

(A)腹式呼吸法＝兩腳拇趾重疊，兩膝間隔爲一個拳頭寬，雙手置於膝上，以正坐的姿勢進行深呼吸。靜靜的慢慢的由鼻子吸入空氣，下腹朝前突出，將氣吸滿整個腹部。再從口中靜靜的吐出空氣。

(B)逆式呼吸法＝正坐（與腹式呼吸相同），深呼吸。從口中靜靜的吸入空氣，擴展胸廓，使胸膨脹，胸充滿氣體之後，氣體漸漸下降到腹部。

(A)、(B)都要花十～二十秒的時間完成，反覆進行三次。習慣之後，可以花三十～五十秒的時間來進行。

②合掌運動法

(a)正坐，靜靜的瞑想。

(b)雙手朝左右大幅度張開。

(c)碰的拍打雙手。

(d)合掌。位置在上胸部，指尖擺在兩眼可以看到的高度，合掌時，左右的掌根部用力，自然產生振動，振幅

●體操與健康法的不同

為了維持健康，消除運動不足，而進行體操或健康法，可是，大家或許不知道兩者之間具有明顯的差距。

韻律體操不論男女老幼，是一定的運動，對於適應體質的人而言，能夠增進健康。但是，因為具有個人差和不同的體質，有的人反而會增進疲勞而討厭做體操。

每一種健康法都必須要適合自己的體質，才能創造身心的愉快，同時增進健康。

簡單的說，體操是成衣，健康法則是訂做的服裝。總之，一定要毫不勉强，適合體質，才是聰明的健康管理法。

朝上下前後擴大，時間爲三～五分鐘，次數爲一天一次。

③頸部運動法

不論坐著站著都可以，放鬆頸部的力量。剛開始時，頭朝右轉三～五次，再朝左轉三～五次。

④手掌運動法

(a)正坐，牙齒咬緊，雙手手掌朝下，伸向左右，水平用力伸直。

(b)手肘水平彎曲，到胸的高度（手掌朝下，兩指頭間隔三公分，不要放鬆力量）。保持水平，朝左右開閉、振動。習慣之後，藉著肌肉的緊張收縮作用，會自然產生一種舒適的振動，一次時間約三十秒～一分鐘。

⑤創造握力的運動法

(a)正坐，牙齒輕咬，左右手掌朝下，用力朝水平方向張開，保持水平的方向，手掌朝下，拇指用力握緊。

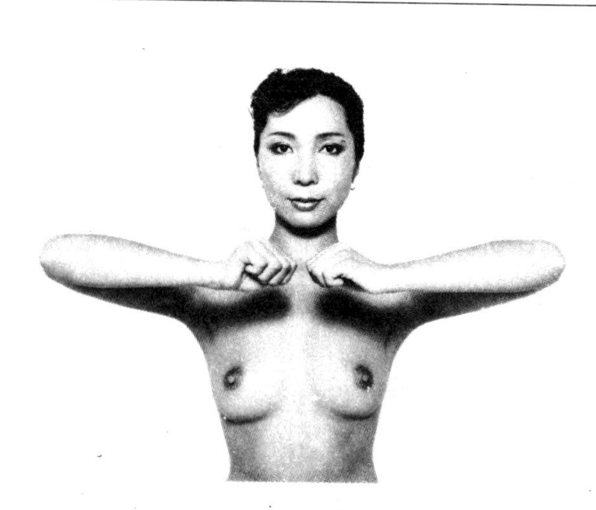

創造握力的運動法①　雙手水平抬高到肩膀的高度，緊握，左右間隔3～5公分寬。

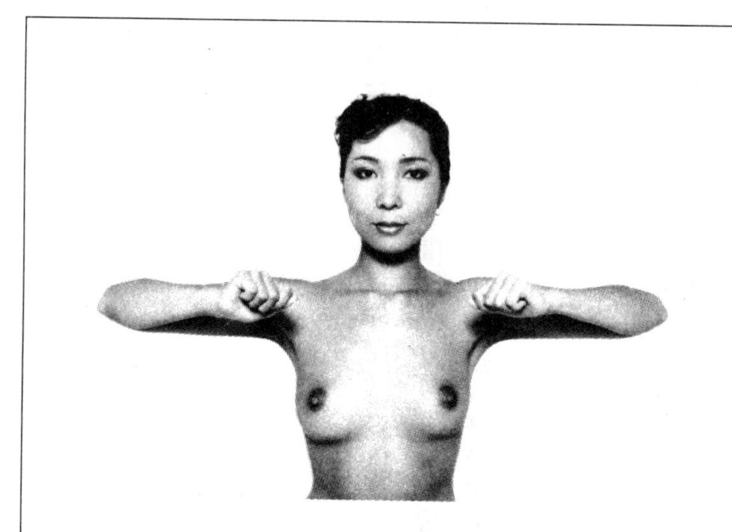

創造握力運動法②　手指緊握，注意手肘不可以朝下，哈的朝左右伸展，還原。

(b)保持用力的狀態，彎曲手臂，左右握拳處的前端打開三～五公分。手肘不要朝下，保持水平，左右同時手臂朝外側很有元氣的張開，再恢復原狀，迅速進行這個動作。

此時，要哈哈的呼氣，擴張胸，花二十～三十秒的時間做完，一天做一次。運動後，調整呼吸結束。

⑥脚的運動法

(A)立位‖直立，雙手插腰，單腳上抬，垂掛在那兒。上抬腳的趾尖用力，並向後仰，或者朝前後振動。

次數左右交互進行五～十秒，反覆進行三次。

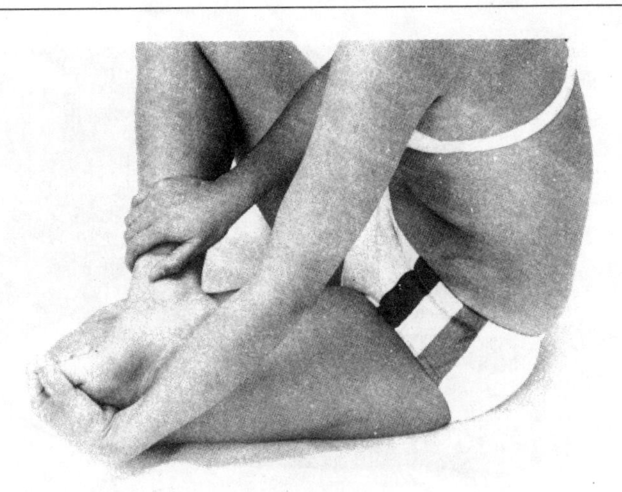

脚踝的運動法　好像包住腳趾似的，朝前方繞3～5次，拉到跟前繞3～5次，左右交互進行。

⑦足踝與腳趾的運動法

右腳置於左膝上，左手包住腳趾，從身邊拉到前方，從前方拉回身邊，各進行五～十次，旋轉足踝。左腳同樣用右手來進行，次數各三次。

接著，揉捏每一根的左右腳趾，按壓、伸直、旋轉等運動，迅速進行，各指花十～十五秒完成，反覆進行三次。

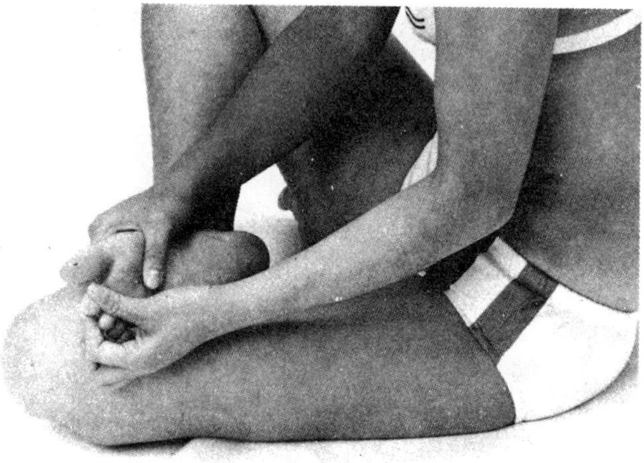

腳趾的運動法　揉捏、按壓腳趾，伸展、旋轉等運動都要做，左右交互進行。

自己進行的指壓

指壓正確的說法是指掌療法。巧妙使用手指和手掌，治療遍布全身的經絡穴道，有助於美容、治病與保健。

專門做法有各種不同的方法，在此介紹適合初學者，而且可以自己進行的手法技巧。指壓等手技療法是一種技術與技巧是否純熟有關，但是，即使技巧不純熟的人進行治療，也能得到很好的效果。

①指壓法

拇指充分後仰，關節面抵住穴道，哈

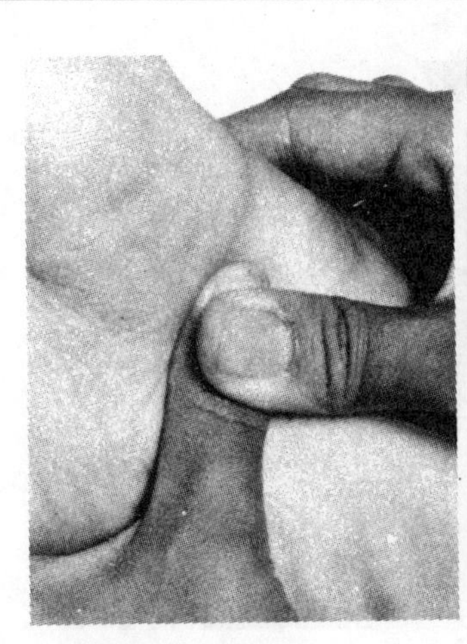

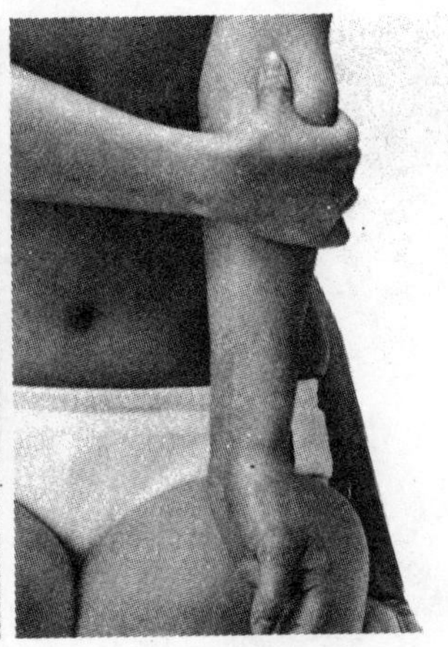

②**雙合法**　雙手拇指重疊，對湧泉穴等進行指壓。

①**指壓法**　拇指後仰，3～5秒鐘，進行3次。

的呼氣（三～五秒）按壓，嘶的吸氣，放鬆壓的力量。壓因年齡、個人差而有不同，不過，通常最初會產生一種快痛（感覺舒適的疼痛）感覺，接著，會有一種快感。

壓力以四～五公斤最適當。可以先用手指按壓體重計來測試壓力的大小，一個穴道按壓三次。

②雙合法

拇指抵住穴道，另一隻拇指呈十字狀重疊，用二倍的壓力，按照與指壓法相同的要領按壓（八～十公斤）。

主要是按壓三里或腳底的湧泉和腳底心的穴道。

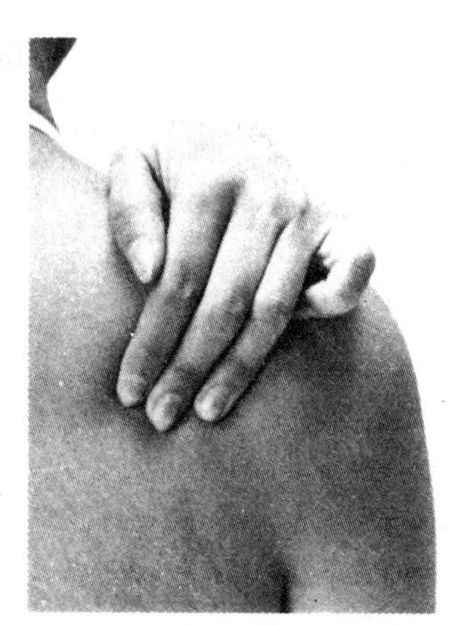

③**三指法**　肩膀和腹部等進行指壓，自己也可進行。

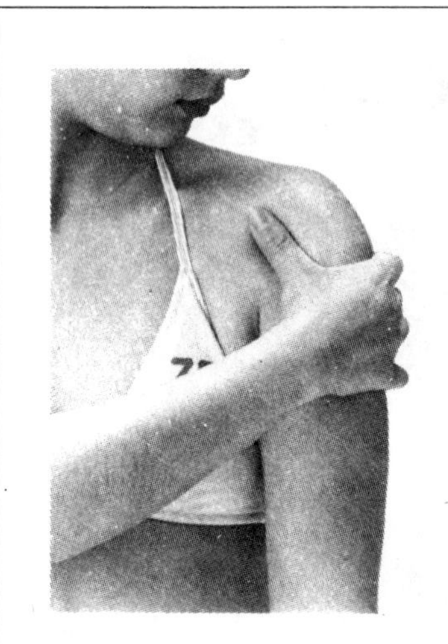

④**掌壓法**　對廣大的局部進行指壓，壓力集中於掌根。

③三指法

同時使用食指、中指、無名指三指，有時各指也可以單獨使用。臉部等的穴道，要用一～二公斤的弱壓，三秒鐘按壓三次。按壓到感覺舒適的程度即可。

肩膀等的穴道則以三～四公斤的壓力，三～五秒鐘按壓三次。

④掌壓法

使用手掌，尤其是掌根部，施加壓力，按壓各局部的方法。壓力的程度，都是以感覺舒適爲判斷的標準，強弱可以自在的應用，每一處時間三～五秒，進行三次。後頸部、手、腰、腳的大腿部等，都可以施行、應用兩手掌交疊的雙合法。

生活上的應用法

在此教導緊急時刻，能立即發揮作用的應用法。

①看電影或戲劇，血氣上衝時

觀賞戲劇是一件很快樂的事情，但是，在結束時突然產生疲勞感、肩膀痠痛，眼睛覺得晃眼、耳朵鏗鏗作響，可能是因爲會場的冷氣、暖氣，或擁擠的人群等原因而產生了這些症狀。

此時，可以利用以下的指壓法、運動法，在大廳、休息時，或坐位上也可以進行治療。

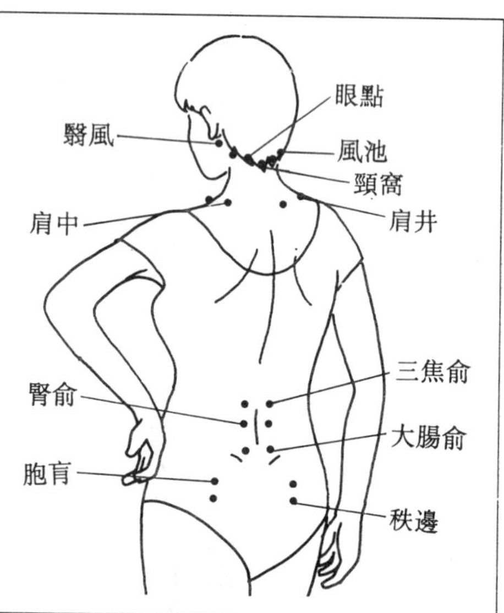

風池　頸窩左右6公分處，雙手交疊，拇指抵住，施加壓力，3～5秒鐘，進行3次。

●指壓的穴道

⑴睛明　⑵攢竹　⑶絲竹空　⑷瞳子髎　⑸目窗　⑹肩井　⑺肩中俞　⑻風池。

⑴～⑷是在眼睛周圍的穴道，可以防止眼睛疲勞，同時，對於頭痛、頭重有效。

⑴～⑻則是去除眼、耳、頸部、肩膀痠痛和疲勞的穴道。

●運動法

頸部反逆法　單手按壓後頸部，另一隻手抵住額頭，哈的呼氣，慢慢的朝後仰（約三～五秒鐘），再恢復原先姿勢的治療法。進行一～二次。

耳穴振顫法　將指甲剪短，伸直的食指插入耳穴，插入的手細細地振動，使耳產生一種舒適的振動感（約十～二十秒），迅速砰的拔出，進行一～二次，能去除耳的疲勞，使聽覺愉快。

②消除在集會PTA中的緊張狀態

集會或PTA會讓人覺得很辛苦，在人前持續緊張，臉部表情僵硬，壓力積存，對於美容也不好。這時候可以藉著指壓或運動法治療，身心放鬆，將緊張和血氣上衝的毛病一掃而空。

(1)巨髎　(2)顴髎　(3)翳風　(4)勞宮。

(1)(2)都是在身體異常時，會變得痠痛，而變得無表情，按壓時覺得疼痛。對於放鬆臉部的緊張、美顏、消除疲勞、胃腸病有效。

(3)的穴道有支配顏面表情肌的神經幹存在，這兒的指壓能使表情豐富，對於耳鳴、偏頭痛、人中等的緊張緩和有效。

(4)能夠緩和興奮、血氣上衝，使頭腦

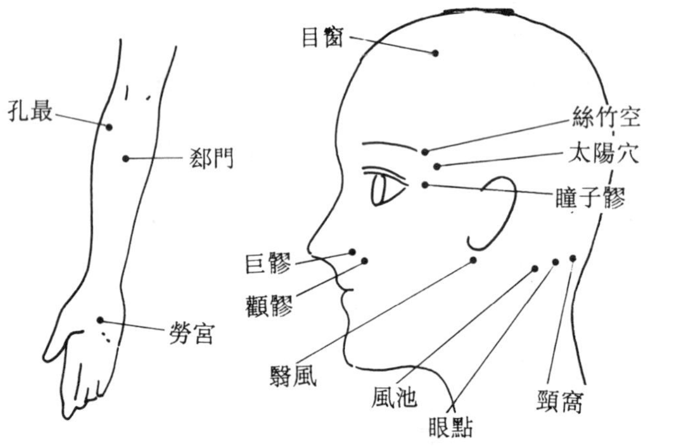

手內側的穴道，用拇指的關節面，除勞宮外，其他穴道輕輕按壓。

臉側面圖的翳風，是耳垂後方的陷凹處，用食指或中指按壓，而頸窩、眼點、風池用拇指按壓。

清晰。

●運動法

①呼吸運動法（Ⓐ Ⓑ）在外出時，可以坐在椅子上進行。Ⓐ Ⓑ各進行一次。這個運動法吸氣、吐氣的時候，肩膀自然上下，能夠有效的去除肩膀痠痛。

③電視看得太多，書讀得太多

看電視或閱讀太過熱衷時，眼睛深處疼痛，覺得晃眼或模糊。眼睛的疲勞不只是眼睛的症狀，也可能是來自身體的影響，因此，必須要注意。

東方醫學認爲眼睛的疲勞是肝經與膽經兩種經脈孱弱所造成的。指壓以下的穴

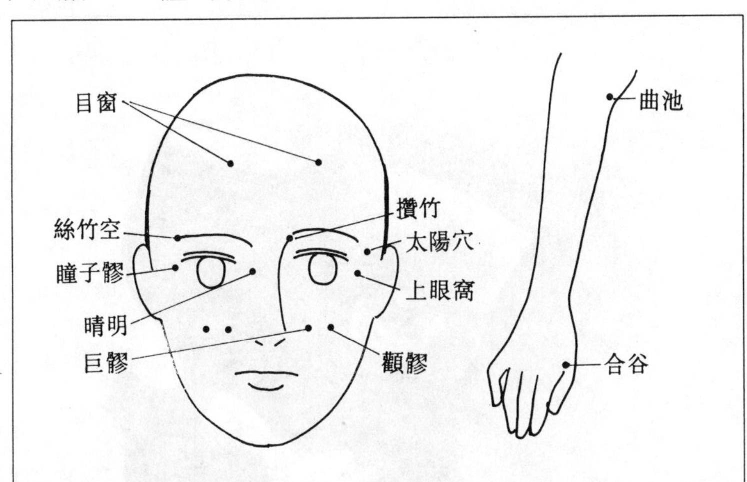

顏面穴道主要用食指或中指，目窗、太陽穴、上眼窩用三指，巨髎、顴髎用拇指。各按壓3秒鐘3次。

手指外側穴道，用拇指關節面，稍微用力按壓。

道，進行治療，對眼睛有效。

●指壓的穴道

(1)睛明 (2)攢竹 (3)絲竹空 (4)眸子髎 (5)目窗 (6)風池 (7)肩井 (8)曲池。

(1)～(4)在兩眼左右側，眉毛內、外端，用食指或中指左右同時進行，而(2)可以多按壓一下。(5)是在眉毛中央線的額部，前髮際上方約三公分處，左右同時用中指用力按壓。

(6)在後頭下方中央陷凹處左右六公分的陷凹處，雙手交疊，用拇指關節面抵住。往後仰時，便能碰到穴道，這時治療有效。(7)在肩上部中央，用三指法左右交互進行。最初會有痠痛和壓痛感。

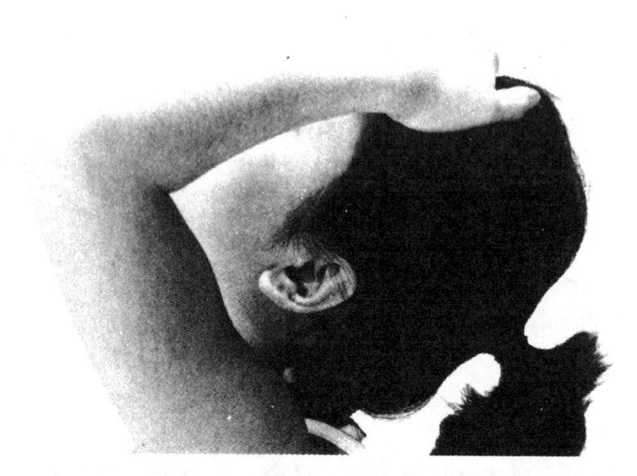

頸部反逆法　單手撐著頸部，靜靜的按壓額頭，後仰5～10秒鐘。治療頭重、停止打嗝。

每天持續進行就能去除疲痛，對於頭重有效。⑻在手臂的手肘外端，拇指側的穴道。

●運動法

⑥腳的運動法　⑧腳趾的運動法。

④打掃洗衣後轉換心情

打掃、洗衣是主婦的工作，可說全年無休。由於電化製品的便利與普及，能夠省力。但是住宅內外整理掃除、燙衣服等，許多的作業都陸續在等待著家庭主婦，做不完的工作會造成壓力，也成爲肩膀痠痛、便秘、手腳發冷、腰痛等的原因。

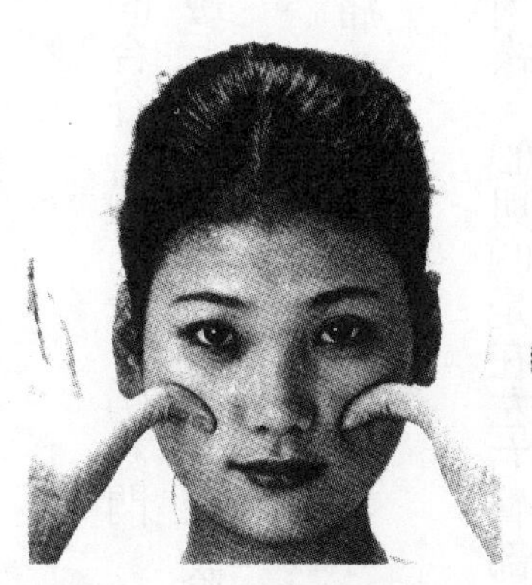

臉頰的指壓　用拇指將顴骨往上推，進行3～5秒鐘，3次。疲勞時，肌肉僵硬，會有壓痛感出現，利用指壓使其放鬆。

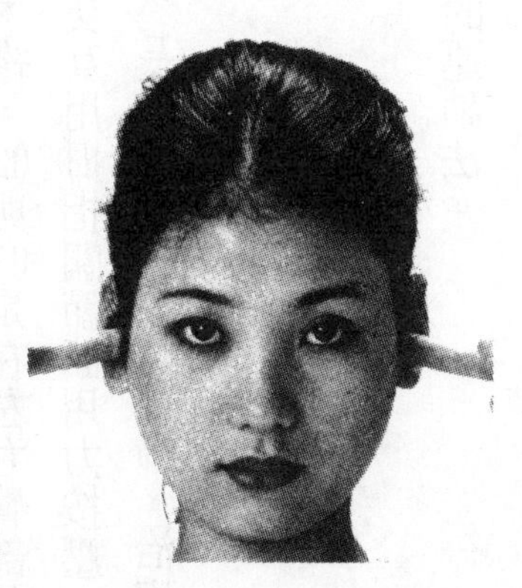

耳穴振顫法　將指甲剪短的食指伸值，插入耳穴10～20秒，手輕輕擺動，左右同時進行，碰的拔出來。

●指壓的穴道

(1)眼點　(2)肩井　(3)肩中俞　(4)曲池　(5)合谷　(6)孔最　(7)郄門　(8)勞宮　(9)三焦俞　(10)腎俞　(11)大腸俞　(12)胞肓　(13)秩邊　(14)三里　(15)湧泉　(16)三陰交。

(1)雙手交疊，拇指關節面同時左右進行。(2)(3)用三指法進行。(4)～(8)用拇指關節面左右交互進行。以上的穴道對於肩膀痠痛、手臂的疲勞、心悸、呼吸困難、血氣上衝感冒等的預防有效。

(9)～(11)在腰椎左右約三公分的脊柱肌的內緣。(12)與(13)是在左右臀部的穴道，在自宅進行治療時，採側臥的姿勢，單側左右交互用拇指關節面用力按壓。(14)(15)用雙合法進行。(16)用拇指關節面輕輕的進行。以上的穴道能調整胃腸、治療手腳冰冷症、便秘、腰痛等。

●運動法

③頸部運動法　⑥腳的運動法　⑦足踝的運動法。

⑤因爲編織疲勞而想暫時休息時

編織覺得很有趣，一直持續編織下去，結果眼睛疲勞，肩膀和脖頸痠痛。此外，長時間坐著，保持坐在椅子上的姿勢，造成運動不足，會成爲肥胖的原因，同時容易引起手和腳發冷。在中途休息的時候，可以利用指壓法和運動法，預防症狀、治療症狀。

●指壓的穴道

(1)睛明　(2)攢竹　(3)眸子髎　(4)目窗　(5)眼點　(6)上眼窩　(7)肩井　(8)肩中兪　(9)曲池　(10)合谷　(11)腎兪　(12)大腸兪　(13)三里　(14)湧曲。

(1)～(4)用中指進行。(5)雙手交疊，繞

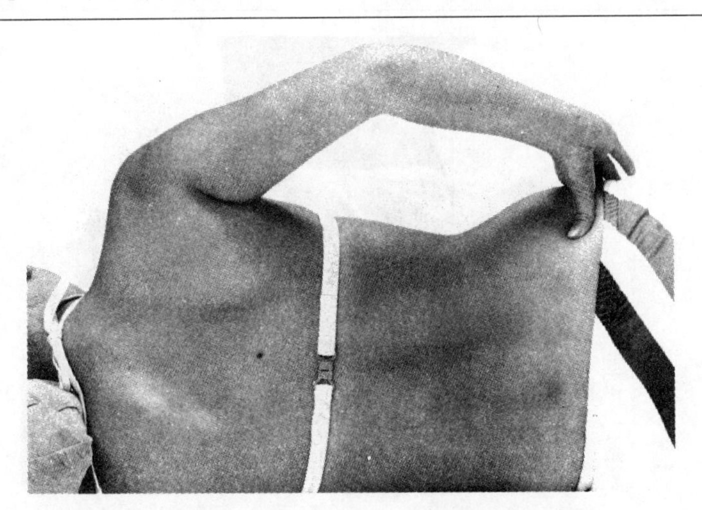

胞肓、秩邊　臀部的外側，上下的穴道。保持側臥的姿勢，左右交互用拇指用力按壓，各3～5秒鐘，3次。

至後方，用拇指關節面左右同時進行。⑹用三指法，輕輕的按壓眼窩的上部，此時，感覺動脈的跳痛，不可以碰至眼球或將其壓迫，眼瞼要閉上。

⑺⑻用三指法。⑼⑽用拇指關節面左右交互進行。⑾⑿採立位，雙手環腰，拇指關節面抵住腰椎左右三公分的脊柱肌內緣。哈的呼吸，用力按壓（上半身向後仰，能夠給予足夠的壓力）。

⑹以外的穴道，進行三～五秒鐘，各三次。

●運動法

②合掌運動法　⑤創造握力運動法　⑥腳的運動法。

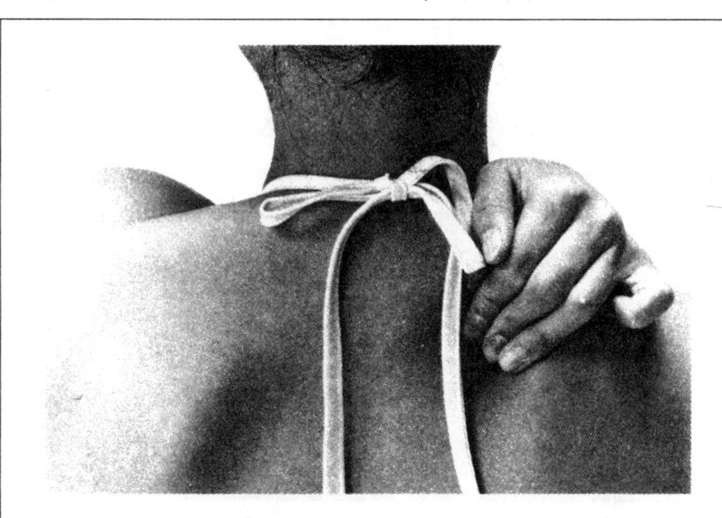

肩中兪　對於肩膀痠痛有效，三指一起，朝內肩伸直，左右交互用力按壓3～5秒鐘，3次。

⑥消除因爲家事或烹飪造成的疲勞感

烹飪或家事造成長時間站立，而且大多是要彎腰的動作。疲勞堆積時，腳踝周圍出現疼血，腳好像棒子一樣沈重。後脖頸和肩膀、背部痠痛，腰疼痛等不快症狀都會出現。

指壓和運動法能治療和預防這些症狀，湧現鬥志，使顏面和肌膚的色澤良好，自然就會燒出幾道好菜，家事做起來也較爲輕鬆。

●指壓的穴道

(1)頸窩　(2)眼點　(3)肩井　(4)肩中兪　(5)腎兪　(6)大腸兪　(7)湧泉。

(1)在後頭下方的中央陷凹處，髮際生

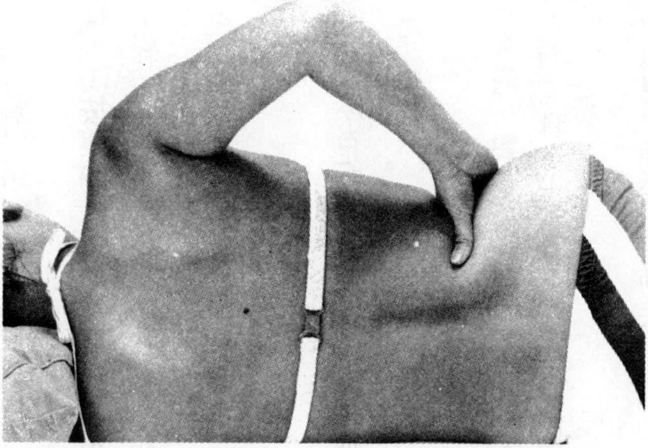

腰的指壓　三焦俞、腎俞、大腸俞是重要的腰部穴道。側臥，左右交互進行3～5秒鐘3次指壓。

長處用拇指關節面往上推（單手貼住額頭）。⑵在⑴的兩側三公分處，雙手交疊，用拇指關節面左右同時進行。

⑶在肩上部中央，用三指法左右交互進行。⑷按照⑶的要領，三指朝內肩伸直。⑸⑹則用拇指關節面抵住，上半身向後仰，利用體重用力按壓有效。⑺用雙合法進行。

●運動法

③頸部運動法　④手掌運動法　⑥腳的運動法　⑦足踝運動法　⑧腳趾運動法

⑦消除購物的疲勞

聰明的消費者，應該按壓衝動的購買穴，多花一點神經，好好的選擇好的東西。在擁擠的店中，血氣上衝，回家時，搭乘交通工具，十分擁擠，腳好像棒子一樣，覺得心情焦躁、疲勞倍增。

這時可以利用外出時的休息室或車內，巧妙地運用指壓和運動法。

●指壓的穴道

(1)太陽穴　(2)頸窩　(3)眼點　(4)肩井　(5)肩中俞　(6)曲池　(7)郄門　(8)合谷　(9)勞宮　(10)三焦俞　(11)腎俞　(12)大腸俞

(1)用三指法靜靜的進行。

(2)將拇指關節面抵住後頭下方中央的穴道按壓。

(3)則用拇指關節面抵住(2)的兩側面三公分處的陷凹處按壓。

(4)(5)用三指法左右交互進行。

(6)～(9)用拇指關節面左右交互進行。以上的穴道能使頭腦運

●重視膀胱經的理由

膀胱經是除了手以外，從眼的晴明通過身體的背面，直到腳小趾至陰的十四經絡中，最長最廣大支配身體的穴道數最多的經絡。

此外，所有的臟器都與膀胱經有關，對於身體全身的疾病都會造成影響。

膀胱經是水性的陽經，與陰腎經表裡一體。對於水性的虛實（虛證與實證），大都會與腎經的俞穴併用。

肺俞、胃俞、心俞等各種俞穴，在背部、腰部、骶椎部，不只是膀胱經的虛實，在各經、各臟腑的虛實上，也可以應用，是重要的經絡。

重視膀胱經的理由，就是可以利用背部的穴道治療陰的內側的異常。

轉順暢，去除肩膀痠痛、眼睛疲勞、手臂的疲勞、心悸、呼吸困難，及血氣上衝的現象。

⑽～⑿雙手環腰，用拇指關節面進行。能夠鞏固腰力，腳變得輕鬆，恢復元氣。除了⑴以外，其他的穴道全都進行三～五秒鐘，各三次的按壓。

●運動法

③頸部運動法　⑥腳的運動法

⑥脫掉一隻腳的鞋子，指尖朝上，前後細細的擺動。左右交互進行二十～三十次。

●指壓有效的疾病

指壓是一種無形的方法，也就是用頭腦想像的指掌所描繪的藝術品。

因此，通學理、經驗豐富的人進行指壓，與學理技巧都不純熟的人進行指壓，在效果方面，當然會產生天壤之別。不過，初步的學技，如果能學會，指壓可以當成保健法，任何人都能活用。此外，指壓的適應症具有個人差，對以下疾病有效。

肩膀痠痛、腰痛、頭痛、神經痛、慢性胃腸病、心臟病、肝臟病、腎臟病、婦女病、不孕症、痔瘡、便秘症、神經衰弱等。

總之，指壓是你所具備的自然治癒力的忠實支持者。

消除症狀的指壓法

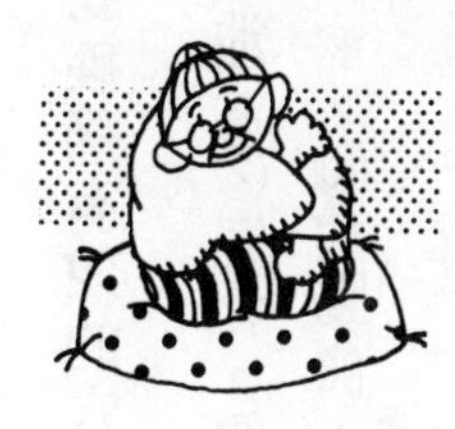

肩膀痠痛、腰痛

在十年前，肩膀痠痛被視爲是中年人或老年人的症狀，但是，現在年輕人也有很多這種毛病出現。

●肩膀痠痛是如何發生的

原因有很多：⑴焦躁或運動。星期天在家自己動手做工，或神經和肌肉疲勞引起痠痛。⑵腦或內臟異常，引起肩膀痠痛。

⑵的肩膀痠痛，必須以治療這個疾病爲主的穴道，尤其是腰椎部爲主的穴道。還有，高血壓症的肩膀痠痛，則要避開肩、背部的穴道，治療肝俞以下和腰椎部及手腳的穴道。

呼吸器官及胃腸疾病造成的肩膀痠痛，則要對於脾俞以下與腰的穴道進行治療，避開肩背部的穴道。

●對肩膀痠痛有效的穴道

①風池、②完骨、③肩井、④肩外俞、⑤肩中俞、⑥脾俞、⑦胃俞、⑧三焦俞、⑨腎俞、⑩大腸俞、⑪曲池、⑫湧泉。

●腰影響健康

腰強、腰弱……各種腰的話題都會拿出來討論。

醫學上認爲肩和腰是脊髓神經中，通達手腳的神經及來自內臟的疼痛（知覺）神經集中的重要部位。

肩膀痠痛、腰痛所引起的異常，很難清楚的診斷出來。

因爲內臟的異常會成爲一種反射痛（關連痛），而容易引起肩膀痠痛或腰痛。此外，脊椎的疾病也會引起痠痛或腰痛。一般所謂的腰痛是肌肉使用過度，或在寒冷地的生活，冷氣過剩等，導致肌肉硬化，血液循環受阻而引起的。

●對腰痛有效的穴道

①三焦兪、②腎兪、③氣海兪、④大腸兪、⑤委中、⑥湧泉、⑦天樞、⑧中脘、⑨關元。

⑦～⑨是在腹部的穴道，可以實行手掌療法。

單純肌肉疲勞所引起的腰痛，進行六～七次的指壓具有速效，來自內臟的腰痛，則要每天很有耐心持續治療，自然治癒。

●進行指壓時的注意事項

進行指壓覺得很舒服，但是，不能施行過度，否則會造成反效果。

●創造體力的指壓

疾病從急性變成慢性病時，要創造身體的體力並不困難。指壓是一種根本的治療法，在身體痊癒之後，也可以當成保健法來施行。想要輕易得到健康長壽並不困難，尤其生存在現代社會，身體一定要擁有體力，才有精力埋首於工作中。

不要因爲指壓有效就用力壓迫或長時間進行指壓。這樣會造成反效果，一定要遵守規定，在感覺舒適的程度下，一個穴道按壓三～五秒鐘，進行三次即可。會產生一種刺激的發酵作用，事實上，在治療之後，效果仍然能夠持續下去。

就好像服用藥物或喝酒之後，對於身體會產生作用一樣，進行指壓後，會持續一段時間的刺激效果（約二十四小時），這就是刺激的發酵作用。

原則上指壓必須直接接觸肌膚才有效，隔著衣服很難測定穴道，也很難掌握皮膚或肌肉的異常。

此外，來自指掌的負電，無法與身體的正電接合，失去人體電氣效果。

●趕走睡意的穴道

在車輛社會中，不論男女，開車的人增加了，但，相反的，悲慘的交通事故卻不斷地發生，原因大都是有勇無謀的駕駛或疲勞睡不足而導致打瞌睡，出現意外。

指壓的效用每天實行，身心清爽，能安全駕駛。駕駛中產生睡意的時候，找一個安全的場所，停下車來，指壓以下的穴道就能消除疲勞，具有趕走睡意的速效。

(1)晴明（兩眼尾內側的陷凹處）。(2)陽白（眉毛中央稍上方，按壓時覺得疼痛處）。(3)眼點（後頭下方，頸窩左右的陷凹處）。(1)(2)用食指或中指進行，(3)用拇指稍微用力進行。都要哈的呼氣。進行三～五秒鐘三次，一定會覺得神清氣爽。

消除壓力

我們的身體如果受到來自外部不快的刺激（寒、暑、生活環境等），便會產生焦躁而引起壓力。爲了適應壓力而產生了以下幾種疾病，在刺激較強時，甚至會引起休克死亡。

⑴心臟血管疾病。⑵腎臟疾病。⑶胃腸疾病。⑷關節疾病。

相反的，我們的身體具有自然的妙器良能力。對於壓力的腦下垂體的前葉分泌ACTH副腎刺激荷爾蒙，受到這個刺激，腰部左右腎臟上方，如拇指般大的重要器官（重約七公克）的副腎皮質會分泌可提松，髓質分泌腎上腺素等保持健康的荷爾蒙。

適當進行手掌療法和穴道療法，能夠幫助自然的功能，尤其對於腰和手腳的穴道進行指壓時，能夠消除壓力。

●消除壓力的穴道

①三焦俞、②腎俞、③大腸俞、④湧泉、⑤勞宮、⑥少府。

自己可以自由進行而又具有特效的穴道。

●控制全身的背面的俞穴

背面相連的穴道（膀胱經），幾乎都與內臟器官有直接關係的俞穴（治療器官平衡失調，具有特效的穴道），在治療時經常使用，請看圖片和圖解，實際學會。

穴道的位置在脊椎下方左右

●生理學上的手掌療法

爲了治病或保健進行手掌療法，並不需要什麼艱澀的規定。

但是，目前生理學已經了解人體的構造。在治療上，如果使用符合生理學的方法來進行，才是自然而又科學的方法。

具體而言，利用頭腦或神經的功能，經口攝取命之綱食糧，用肺或鼻腔呼吸，由胃腸、胰臟、肝臟消化、吸收、貯藏營養，不需要的物質經由大腸、肛門，尿液從腎臟、膀胱、尿道排泄出來。

所以，以生理學的觀點來看，手掌療法應該從上往下進行治療，才是將老廢物或病毒排出體外的正確方法。

如果不幸病到達頭時，情況就很嚴重了。

約三公分處，滑動的背柱肌的內緣。
當穴道出現異常時，背柱肌好像鐵柱或棒子一樣，會出現痠痛，按壓時會產生壓痛感。嚴重時，背肌無法自由地後仰。

●敲打腰部或臀部的健康法

腰在人體當中是感受性最緩慢的部位，女性因爲皮下脂肪較多，腰和臀部容易發冷。俗諺有云：「女人和牛馬的屁股三天要打一次。」如果做善意的解釋，並不是輕視女性，而是適度的打腰部或臀部，能使血液循環順暢，使女性產生一種滿足的恍惚感。

如果用鞭子鞭打牛馬的屁股，會產生快感和鬥志，產生元氣，各位千萬不要以牛馬來解釋這是一種虐待動物的做法。

像腰痛等，在罹患疾病之後，才容易出現症狀，所以，平常就要進行腹部和腰部的手掌療法，維持健康。

後記

如本書所敘述的，「手掌療法」並沒有什麼艱澀的定義、理論，或統一的技術等。需要無欲、融通無礙、隨機應變來進行治療。但是，並非任性地進行。就好像人類社會有它的規則一樣，「手掌療法」也需要最低限度的規則和知識。

許多新興宗教當中，將類似「手掌療法」的方法稱為靈波等。手接觸病患部，藉著淨靈治療難病。手罩著田園，藉著靈波，消除害蟲，不需要使用農藥或肥料，就能增產消除農藥造成的損害等等。事實上，因為一些異想天開的傳道方式而獲得信徒的宗教團體仍然存在，引起了社會各種的議論。

但是，「手掌療法」與這些以神佛為背景的詐騙手段，是根本上不同的「醫業類似行為」，也是法律所認同的治療法。能夠治療疾病、增進健康，就必須依賴自然賜予我們的自己的力量，而非神佛的力量。「手掌療法」或醫藥品的使命，不可以阻礙「自然良能力」，只能夠幫助自然良能力而已。人類具有個人差，「自然良能力」也有界限，有時需要手術，不要單純地相信宗教，認為只要接觸手，就能夠解決萬事，這種想法非常的危險。

俗話說「未雨綢繆」，能夠防患疾病於未然的「手掌療法」，也可以保護你。希望有更多人能充分學會治療的秘訣，期望大家在家庭中能互助合作、互相施行。

「手掌療法」是施行者的心與接受者的心融合在一起，才能發揮真正效果的方法。剛開始時，技巧的純熟與否會造成影響，但是，不管治療巧拙如何，最重要的是一定要真心地進行正確的治療，則接受者也能產生感應而奏效。即使技巧很好，如果只是一種商業的治療，幾乎無法產生效果。古人有云「書讀百遍亦自通」，以此當成本書的座右銘，希望大家反覆熟讀，累積實際的技巧，了解「手掌療法」的深奧。

大展出版社有限公司 圖書目錄

地址：台北市北投區(石牌)
致遠一路二段 12 巷 1 號
郵撥：0166955～1
電話：(02)28236031
28236033
傳真：(02)28272069

・法律專欄連載・電腦編號 58

台大法學院 法律學系／策劃
法律服務社／編著

1.	別讓您的權利睡著了 1	200 元
2.	別讓您的權利睡著了 2	200 元

・秘傳占卜系列・電腦編號 14

1.	手相術	淺野八郎著	180 元
2.	人相術	淺野八郎著	150 元
3.	西洋占星術	淺野八郎著	180 元
4.	中國神奇占卜	淺野八郎著	150 元
5.	夢判斷	淺野八郎著	150 元
6.	前世、來世占卜	淺野八郎著	150 元
7.	法國式血型學	淺野八郎著	150 元
8.	靈感、符咒學	淺野八郎著	150 元
9.	紙牌占卜學	淺野八郎著	150 元
10.	ESP 超能力占卜	淺野八郎著	150 元
11.	猶太數的秘術	淺野八郎著	150 元
12.	新心理測驗	淺野八郎著	160 元
13.	塔羅牌預言秘法	淺野八郎著	200 元

・趣味心理講座・電腦編號 15

1.	性格測驗① 探索男與女	淺野八郎著	140 元
2.	性格測驗② 透視人心奧秘	淺野八郎著	140 元
3.	性格測驗③ 發現陌生的自己	淺野八郎著	140 元
4.	性格測驗④ 發現你的真面目	淺野八郎著	140 元
5.	性格測驗⑤ 讓你們吃驚	淺野八郎著	140 元
6.	性格測驗⑥ 洞穿心理盲點	淺野八郎著	140 元
7.	性格測驗⑦ 探索對方心理	淺野八郎著	140 元
8.	性格測驗⑧ 由吃認識自己	淺野八郎著	160 元
9.	性格測驗⑨ 戀愛知多少	淺野八郎著	160 元
10.	性格測驗⑩ 由裝扮瞭解人心	淺野八郎著	160 元

11. 性格測驗⑪ 敲開內心玄機	淺野八郎著	140元
12. 性格測驗⑫ 透視你的未來	淺野八郎著	160元
13. 血型與你的一生	淺野八郎著	160元
14. 趣味推理遊戲	淺野八郎著	160元
15. 行為語言解析	淺野八郎著	160元

·婦幼天地· 電腦編號 16

1. 八萬人減肥成果	黃靜香譯	180元
2. 三分鐘減肥體操	楊鴻儒譯	150元
3. 窈窕淑女美髮秘訣	柯素娥譯	130元
4. 使妳更迷人	成　玉譯	130元
5. 女性的更年期	官舒妍編譯	160元
6. 胎內育兒法	李玉瓊編譯	150元
7. 早產兒袋鼠式護理	唐岱蘭譯	200元
8. 初次懷孕與生產	婦幼天地編譯組	180元
9. 初次育兒 12 個月	婦幼天地編譯組	180元
10. 斷乳食與幼兒食	婦幼天地編譯組	180元
11. 培養幼兒能力與性向	婦幼天地編譯組	180元
12. 培養幼兒創造力的玩具與遊戲	婦幼天地編譯組	180元
13. 幼兒的症狀與疾病	婦幼天地編譯組	180元
14. 腿部苗條健美法	婦幼天地編譯組	180元
15. 女性腰痛別忽視	婦幼天地編譯組	150元
16. 舒展身心體操術	李玉瓊編譯	130元
17. 三分鐘臉部體操	趙薇妮著	160元
18. 生動的笑容表情術	趙薇妮著	160元
19. 心曠神怡減肥法	川津祐介著	130元
20. 內衣使妳更美麗	陳玄茹譯	130元
21. 瑜伽美姿美容	黃靜香編著	180元
22. 高雅女性裝扮學	陳珮玲譯	180元
23. 蠶糞肌膚美顏法	坂梨秀子著	160元
24. 認識妳的身體	李玉瓊譯	160元
25. 產後恢復苗條體態	居理安・芙萊喬著	200元
26. 正確護髮美容法	山崎伊久江著	180元
27. 安琪拉美姿養生學	安琪拉蘭斯博瑞著	180元
28. 女體性醫學剖析	增田豐著	220元
29. 懷孕與生產剖析	岡部綾子著	180元
30. 斷奶後的健康育兒	東城百合子著	220元
31. 引出孩子幹勁的責罵藝術	多湖輝著	170元
32. 培養孩子獨立的藝術	多湖輝著	170元
33. 子宮肌瘤與卵巢囊腫	陳秀琳編著	180元
34. 下半身減肥法	納他夏・史達賓著	180元
35. 女性自然美容法	吳雅菁編著	180元
36. 再也不發胖	池園悅太郎著	170元

37. 生男生女控制術	中垣勝裕著	220 元
38. 使妳的肌膚更亮麗	楊　皓編著	170 元
39. 臉部輪廓變美	芝崎義夫著	180 元
40. 斑點、皺紋自己治療	高須克彌著	180 元
41. 面皰自己治療	伊藤雄康著	180 元
42. 隨心所欲瘦身冥想法	原久子著	180 元
43. 胎兒革命	鈴木丈織著	180 元
44. NS 磁氣平衡法塑造窈窕奇蹟	古屋和江著	180 元
45. 享瘦從腳開始	山田陽子著	180 元
46. 小改變瘦 4 公斤	宮本裕子著	180 元
47. 軟管減肥瘦身	高橋輝男著	180 元
48. 海藻精神秘美容法	劉名揚編著	180 元
49. 肌膚保養與脫毛	鈴木真理著	180 元
50. 10 天減肥 3 公斤	彤雲編輯組	180 元
51. 穿出自己的品味	西村玲子著	280 元

・青春天地・電腦編號 17

1. A 血型與星座	柯素娥編譯	160 元
2. B 血型與星座	柯素娥編譯	160 元
3. O 血型與星座	柯素娥編譯	160 元
4. AB 血型與星座	柯素娥編譯	120 元
5. 青春期性教室	呂貴嵐編譯	130 元
6. 事半功倍讀書法	王毅希編譯	150 元
7. 難解數學破題	宋釗宜編譯	130 元
9. 小論文寫作秘訣	林顯茂編譯	120 元
11. 中學生野外遊戲	熊谷康編著	120 元
12. 恐怖極短篇	柯素娥編譯	130 元
13. 恐怖夜話	小毛驢編譯	130 元
14. 恐怖幽默短篇	小毛驢編譯	120 元
15. 黑色幽默短篇	小毛驢編譯	120 元
16. 靈異怪談	小毛驢編譯	130 元
17. 錯覺遊戲	小毛驢編著	130 元
18. 整人遊戲	小毛驢編著	150 元
19. 有趣的超常識	柯素娥編譯	130 元
20. 哦！原來如此	林慶旺編譯	130 元
21. 趣味競賽 100 種	劉名揚編譯	120 元
22. 數學謎題入門	宋釗宜編譯	150 元
23. 數學謎題解析	宋釗宜編譯	150 元
24. 透視男女心理	林慶旺編譯	120 元
25. 少女情懷的自白	李桂蘭編譯	120 元
26. 由兄弟姊妹看命運	李玉瓊編譯	130 元
27. 趣味的科學魔術	林慶旺編譯	150 元
28. 趣味的心理實驗室	李燕玲編譯	150 元

29. 愛與性心理測驗	小毛驢編譯	130 元
30. 刑案推理解謎	小毛驢編譯	130 元
31. 偵探常識推理	小毛驢編譯	130 元
32. 偵探常識解謎	小毛驢編譯	130 元
33. 偵探推理遊戲	小毛驢編譯	130 元
34. 趣味的超魔術	廖玉山編著	150 元
35. 趣味的珍奇發明	柯素娥編著	150 元
36. 登山用具與技巧	陳瑞菊編著	150 元
37. 性的漫談	蘇燕謀編著	180 元
38. 無的漫談	蘇燕謀編著	180 元
39. 黑色漫談	蘇燕謀編著	180 元
40. 白色漫談	蘇燕謀編著	180 元

・健 康 天 地・電腦編號 18

1. 壓力的預防與治療	柯素娥編譯	130 元
2. 超科學氣的魔力	柯素娥編譯	130 元
3. 尿療法治病的神奇	中尾良一著	130 元
4. 鐵證如山的尿療法奇蹟	廖玉山譯	120 元
5. 一日斷食健康法	葉慈容編譯	150 元
6. 胃部強健法	陳炳崑譯	120 元
7. 癌症早期檢查法	廖松濤譯	160 元
8. 老人痴呆症防止法	柯素娥編譯	130 元
9. 松葉汁健康飲料	陳麗芬編譯	130 元
10. 揉肚臍健康法	永井秋夫著	150 元
11. 過勞死、猝死的預防	卓秀貞編譯	130 元
12. 高血壓治療與飲食	藤山順豐著	150 元
13. 老人看護指南	柯素娥編譯	150 元
14. 美容外科淺談	楊啟宏著	150 元
15. 美容外科新境界	楊啟宏著	150 元
16. 鹽是天然的醫生	西英司郎著	140 元
17. 年輕十歲不是夢	梁瑞麟譯	200 元
18. 茶料理治百病	桑野和民著	180 元
19. 綠茶治病寶典	桑野和民著	150 元
20. 杜仲茶養顏減肥法	西田博著	150 元
21. 蜂膠驚人療效	瀨長良三郎著	180 元
22. 蜂膠治百病	瀨長良三郎著	180 元
23. 醫藥與生活㈠	鄭炳全著	180 元
24. 鈣長生寶典	落合敏著	180 元
25. 大蒜長生寶典	木下繁太郎著	160 元
26. 居家自我健康檢查	石川恭三著	160 元
27. 永恆的健康人生	李秀鈴譯	200 元
28. 大豆卵磷脂長生寶典	劉雪卿譯	150 元
29. 芳香療法	梁艾琳譯	160 元

30. 醋長生寶典	柯素娥譯	180 元
31. 從星座透視健康	席拉・吉蒂斯著	180 元
32. 愉悅自在保健學	野本二士夫著	160 元
33. 裸睡健康法	丸山淳士等著	160 元
34. 糖尿病預防與治療	藤田順豐著	180 元
35. 維他命長生寶典	菅原明子著	180 元
36. 維他命 C 新效果	鐘文訓編	150 元
37. 手、腳病理按摩	堤芳朗著	160 元
38. AIDS 瞭解與預防	彼得塔歇爾著	180 元
39. 甲殼質殼聚糖健康法	沈永嘉譯	160 元
40. 神經痛預防與治療	木下真男著	160 元
41. 室內身體鍛鍊法	陳炳崑編著	160 元
42. 吃出健康藥膳	劉大器編著	180 元
43. 自我指壓術	蘇燕謀編著	160 元
44. 紅蘿蔔汁斷食療法	李玉瓊編著	150 元
45. 洗心術健康秘法	竺翠萍編譯	170 元
46. 枇杷葉健康療法	柯素娥編譯	180 元
47. 抗衰血癒	楊啟宏著	180 元
48. 與癌搏鬥記	逸見政孝著	180 元
49. 冬蟲夏草長生寶典	高橋義博著	170 元
50. 痔瘡・大腸疾病先端療法	宮島伸宜著	180 元
51. 膠布治癒頑固慢性病	加瀨建造著	180 元
52. 芝麻神奇健康法	小林貞作著	170 元
53. 香煙能防止癡呆？	高田明和著	180 元
54. 穀菜食治癌療法	佐藤成志著	180 元
55. 貼藥健康法	松原英多著	180 元
56. 克服癌症調和道呼吸法	帶津良一著	180 元
57. B 型肝炎預防與治療	野村喜重郎著	180 元
58. 青春永駐養生導引術	早島正雄著	180 元
59. 改變呼吸法創造健康	原久子著	180 元
60. 荷爾蒙平衡養生秘訣	出村博著	180 元
61. 水美肌健康法	井戶勝富著	170 元
62. 認識食物掌握健康	廖梅珠編著	170 元
63. 痛風劇痛消除法	鈴木吉彥著	180 元
64. 酸莖菌驚人療效	上田明彥著	180 元
65. 大豆卵磷脂治現代病	神津健一著	200 元
66. 時辰療法—危險時刻凌晨 4 時	呂建強等著	180 元
67. 自然治癒力提升法	帶津良一著	180 元
68. 巧妙的氣保健法	藤平墨子著	180 元
69. 治癒 C 型肝炎	熊田博光著	180 元
70. 肝臟病預防與治療	劉名揚編著	180 元
71. 腰痛平衡療法	荒井政信著	180 元
72. 根治多汗症、狐臭	稻葉益巳著	220 元
73. 40 歲以後的骨質疏鬆症	沈永嘉譯	180 元

74. 認識中藥　松下一成著　180元
75. 認識氣的科學　佐佐木茂美著　180元
76. 我戰勝了癌症　安田伸著　180元
77. 斑點是身心的危險信號　中野進著　180元
78. 艾波拉病毒大震撼　玉川重德著　180元
79. 重新還我黑髮　桑名隆一郎著　180元
80. 身體節律與健康　林博史著　180元
81. 生薑治萬病　石原結實著　180元
82. 靈芝治百病　陳瑞東著　180元
83. 木炭驚人的威力　大槻彰著　200元
84. 認識活性氧　井土貴司著　180元
85. 深海鮫治百病　廖玉山編著　180元
86. 神奇的蜂王乳　井上丹治著　180元
87. 卡拉OK健腦法　東潔著　180元
88. 卡拉OK健康法　福田伴男著　180元
89. 醫藥與生活(二)　鄭炳全著　200元
90. 洋蔥治百病　宮尾興平著　180元
91. 年輕10歲快步健康法　石塚忠雄著　180元
92. 石榴的驚人神效　岡本順子著　180元
93. 飲料健康法　白鳥早奈英著　180元
94. 健康棒體操　劉名揚編譯　180元
95. 催眠健康法　蕭京凌編著　180元

・實用女性學講座・電腦編號 19

1. 解讀女性內心世界　島田一男著　150元
2. 塑造成熟的女性　島田一男著　150元
3. 女性整體裝扮學　黃靜香編著　180元
4. 女性應對禮儀　黃靜香編著　180元
5. 女性婚前必修　小野十傳著　200元
6. 徹底瞭解女人　田口二州著　180元
7. 拆穿女性謊言88招　島田一男著　200元
8. 解讀女人心　島田一男著　200元
9. 俘獲女性絕招　志賀貢著　200元
10. 愛情的壓力解套　中村理英子著　200元
11. 妳是人見人愛的女孩　廖松濤編著　200元

・校園系列・電腦編號 20

1. 讀書集中術　多湖輝著　150元
2. 應考的訣竅　多湖輝著　150元
3. 輕鬆讀書贏得聯考　多湖輝著　150元
4. 讀書記憶秘訣　多湖輝著　150元

5. 視力恢復！超速讀術　江錦雲譯　180 元
6. 讀書 36 計　黃柏松編著　180 元
7. 驚人的速讀術　鐘文訓編著　170 元
8. 學生課業輔導良方　多湖輝著　180 元
9. 超速讀超記憶法　廖松濤編著　180 元
10. 速算解題技巧　宋釗宜編著　200 元
11. 看圖學英文　陳炳崑編著　200 元
12. 讓孩子最喜歡數學　沈永嘉譯　180 元
13. 催眠記憶術　林碧清譯　180 元

・實用心理學講座・電腦編號 21

1. 拆穿欺騙伎倆　多湖輝著　140 元
2. 創造好構想　多湖輝著　140 元
3. 面對面心理術　多湖輝著　160 元
4. 偽裝心理術　多湖輝著　140 元
5. 透視人性弱點　多湖輝著　140 元
6. 自我表現術　多湖輝著　180 元
7. 不可思議的人性心理　多湖輝著　180 元
8. 催眠術入門　多湖輝著　150 元
9. 責罵部屬的藝術　多湖輝著　150 元
10. 精神力　多湖輝著　150 元
11. 厚黑說服術　多湖輝著　150 元
12. 集中力　多湖輝著　150 元
13. 構想力　多湖輝著　150 元
14. 深層心理術　多湖輝著　160 元
15. 深層語言術　多湖輝著　160 元
16. 深層說服術　多湖輝著　180 元
17. 掌握潛在心理　多湖輝著　160 元
18. 洞悉心理陷阱　多湖輝著　180 元
19. 解讀金錢心理　多湖輝著　180 元
20. 拆穿語言圈套　多湖輝著　180 元
21. 語言的內心玄機　多湖輝著　180 元
22. 積極力　多湖輝著　180 元

・超現實心理講座・電腦編號 22

1. 超意識覺醒法　詹蔚芬編譯　130 元
2. 護摩秘法與人生　劉名揚編譯　130 元
3. 秘法！超級仙術入門　陸明譯　150 元
4. 給地球人的訊息　柯素娥編著　150 元
5. 密教的神通力　劉名揚編著　130 元
6. 神秘奇妙的世界　平川陽一著　200 元

7. 地球文明的超革命	吳秋嬌譯	200元
8. 力量石的秘密	吳秋嬌譯	180元
9. 超能力的靈異世界	馬小莉譯	200元
10. 逃離地球毀滅的命運	吳秋嬌譯	200元
11. 宇宙與地球終結之謎	南山宏著	200元
12. 驚世奇功揭秘	傅起鳳著	200元
13. 啟發身心潛力心象訓練法	栗田昌裕著	180元
14. 仙道術遁甲法	高藤聰一郎著	220元
15. 神通力的秘密	中岡俊哉著	180元
16. 仙人成仙術	高藤聰一郎著	200元
17. 仙道符咒氣功法	高藤聰一郎著	220元
18. 仙道風水術尋龍法	高藤聰一郎著	200元
19. 仙道奇蹟超幻像	高藤聰一郎著	200元
20. 仙道鍊金術房中法	高藤聰一郎著	200元
21. 奇蹟超醫療治癒難病	深野一幸著	220元
22. 揭開月球的神秘力量	超科學研究會	180元
23. 西藏密教奧義	高藤聰一郎著	250元
24. 改變你的夢術入門	高藤聰一郎著	250元

・養生保健・電腦編號 23

1. 醫療養生氣功	黃孝寬著	250元
2. 中國氣功圖譜	余功保著	230元
3. 少林醫療氣功精粹	井玉蘭著	250元
4. 龍形實用氣功	吳大才等著	220元
5. 魚戲增視強身氣功	宮　嬰著	220元
6. 嚴新氣功	前新培金著	250元
7. 道家玄牝氣功	張　章著	200元
8. 仙家秘傳袪病功	李遠國著	160元
9. 少林十大健身功	秦慶豐著	180元
10. 中國自控氣功	張明武著	250元
11. 醫療防癌氣功	黃孝寬著	250元
12. 醫療強身氣功	黃孝寬著	250元
13. 醫療點穴氣功	黃孝寬著	250元
14. 中國八卦如意功	趙維漢著	180元
15. 正宗馬禮堂養氣功	馬禮堂著	420元
16. 秘傳道家筋經內丹功	王慶餘著	280元
17. 三元開慧功	辛桂林著	250元
18. 防癌治癌新氣功	郭　林著	180元
19. 禪定與佛家氣功修煉	劉天君著	200元
20. 顛倒之術	梅自強著	360元
21. 簡明氣功辭典	吳家駿編	360元
22. 八卦三合功	張全亮著	230元
23. 朱砂掌健身養生功	楊永著	250元

24. 抗老功 陳九鶴著 230元
25. 意氣按穴排濁自療法 黃啟運編著 250元
26. 陳式太極拳養生功 陳正雷著 200元
27. 健身祛病小功法 王培生著 200元

・社會人智囊・電腦編號 24

1. 糾紛談判術 清水增三著 160元
2. 創造關鍵術 淺野八郎著 150元
3. 觀人術 淺野八郎著 180元
4. 應急詭辯術 廖英迪編著 160元
5. 天才家學習術 木原武一著 160元
6. 貓型狗式鑑人術 淺野八郎著 180元
7. 逆轉運掌握術 淺野八郎著 180元
8. 人際圓融術 澀谷昌三著 160元
9. 解讀人心術 淺野八郎著 180元
10. 與上司水乳交融術 秋元隆司著 180元
11. 男女心態定律 小田晉著 180元
12. 幽默說話術 林振輝編著 200元
13. 人能信賴幾分 淺野八郎著 180元
14. 我一定能成功 李玉瓊譯 180元
15. 獻給青年的嘉言 陳蒼杰譯 180元
16. 知人、知面、知其心 林振輝編著 180元
17. 塑造堅強的個性 坂上肇著 180元
18. 為自己而活 佐藤綾子著 180元
19. 未來十年與愉快生活有約 船井幸雄著 180元
20. 超級銷售話術 杜秀卿譯 180元
21. 感性培育術 黃靜香編著 180元
22. 公司新鮮人的禮儀規範 蔡媛惠譯 180元
23. 傑出職員鍛鍊術 佐佐木正著 180元
24. 面談獲勝戰略 李芳黛譯 180元
25. 金玉良言撼人心 森純大著 180元
26. 男女幽默趣典 劉華亭編著 180元
27. 機智說話術 劉華亭編著 180元
28. 心理諮商室 柯素娥譯 180元
29. 如何在公司崢嶸頭角 佐佐木正著 180元
30. 機智應對術 李玉瓊編著 200元
31. 克服低潮良方 坂野雄二著 180元
32. 智慧型說話技巧 沈永嘉編著 180元
33. 記憶力、集中力增進術 廖松濤編著 180元
34. 女職員培育術 林慶旺編著 180元
35. 自我介紹與社交禮儀 柯素娥編著 180元
36. 積極生活創幸福 田中真澄著 180元
37. 妙點子超構想 多湖輝著 180元

38. 說NO的技巧　廖玉山編著　180元
39. 一流說服力　李玉瓊編著　180元
40. 般若心經成功哲學　陳鴻蘭編著　180元
41. 訪問推銷術　黃靜香編著　180元
42. 男性成功秘訣　陳蒼杰編著　180元
43. 笑容、人際智商　宮川澄子著　180元
44. 多湖輝的構想工作室　多湖輝著　200元
45. 名人名語啟示錄　喬家楓著　180元

・精 選 系 列・電腦編號 25

1. 毛澤東與鄧小平　渡邊利夫等著　280元
2. 中國大崩裂　江戶介雄著　180元
3. 台灣・亞洲奇蹟　上村幸治著　220元
4. 7-ELEVEN 高盈收策略　國友隆一著　180元
5. 台灣獨立（新・中國日本戰爭一）　森詠著　200元
6. 迷失中國的末路　江戶雄介著　220元
7. 2000年5月全世界毀滅　紫藤甲子男著　180元
8. 失去鄧小平的中國　小島朋之著　220元
9. 世界史爭議性異人傳　桐生操著　200元
10. 淨化心靈享人生　松濤弘道著　220元
11. 人生心情診斷　賴藤和寬著　220元
12. 中美大決戰　檜山良昭著　220元
13. 黃昏帝國美國　莊雯琳譯　220元
14. 兩岸衝突（新・中國日本戰爭二）　森詠著　220元
15. 封鎖台灣（新・中國日本戰爭三）　森詠著　220元
16. 中國分裂（新・中國日本戰爭四）　森詠著　220元
17. 由女變男的我　虎井正衛著　200元
18. 佛學的安心立命　松濤弘道著　220元
19. 世界喪禮大觀　松濤弘道著　280元

・運 動 遊 戲・電腦編號 26

1. 雙人運動　李玉瓊譯　160元
2. 愉快的跳繩運動　廖玉山譯　180元
3. 運動會項目精選　王佑京譯　150元
4. 肋木運動　廖玉山譯　150元
5. 測力運動　王佑宗譯　150元
6. 游泳入門　唐桂萍編著　200元

・休 閒 娛 樂・電腦編號 27

1. 海水魚飼養法　田中智浩著　300元

國家圖書館出版品預行編目資料

神奇的手掌療法/日比野喬著；施聖茹譯
——初版，——臺北市，大展，[1998]民87
面；21公分，——(家庭醫學保健；45)
譯自：驚異の手のひら療法
ISBN 957-557-868-6(平裝)
1.手療法
418.925　　87011702

KYOUINO TENOHIRA RYOUHOU

Originally published in Japan by TSUCHIYA SHOTEN in 1983
Chinese translation rights arranged through
Keio Cultural Enterprise CO., LTD in 1996
版權仲介/京王文化事業有限公司

神奇的手掌療法

ISBN 957-557-868-6
原著者/日比野喬
編譯者/施聖茹
發行人/蔡森明
出版者/大展出版社有限公司
社址/台北市北投區(石牌)致遠一路2段12巷1號
電話/(02)28236031・28236033
傳真/(02)28272069
郵政劃撥/0166955-1
登記證/國順圖書印刷公司
承印者/嶸興裝訂有限公司
裝訂/日新裝訂所
排版者/弘益電腦排版有限公司
電話/(02)27403609・27112792
初版1刷/1998年(民87年) 9月

定價/230元

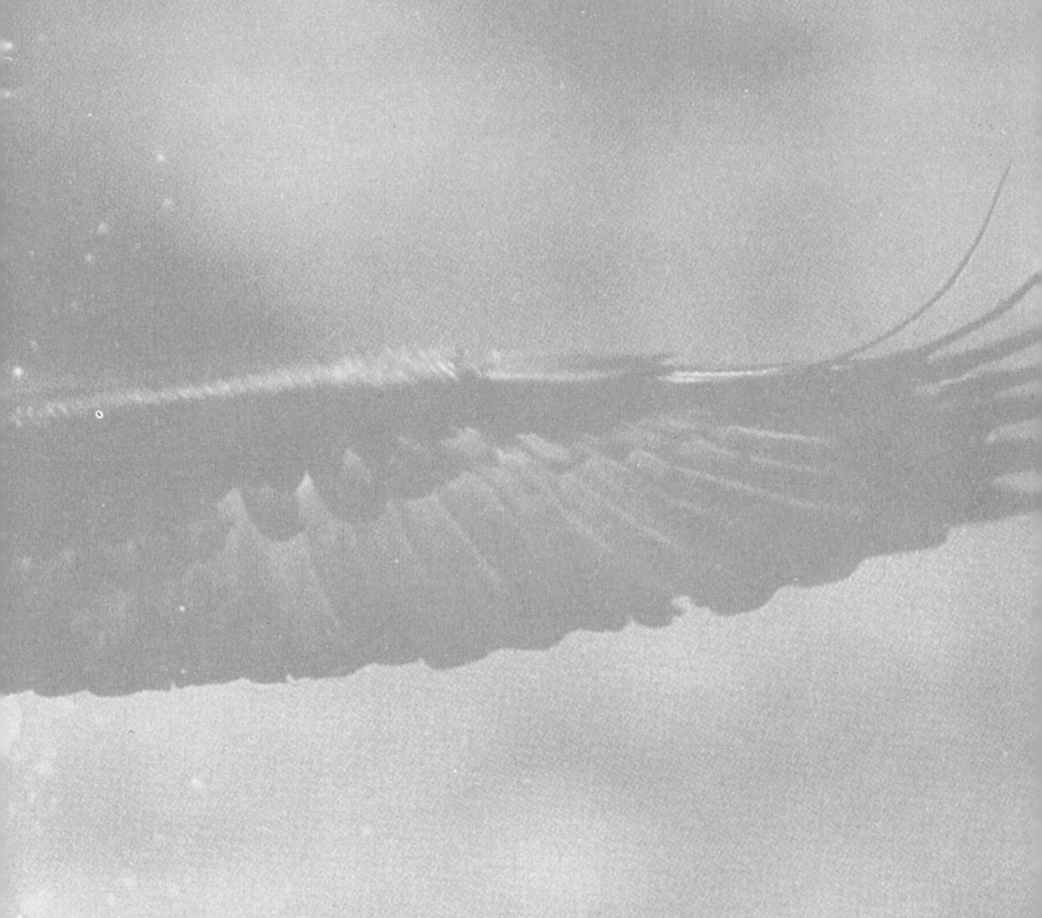

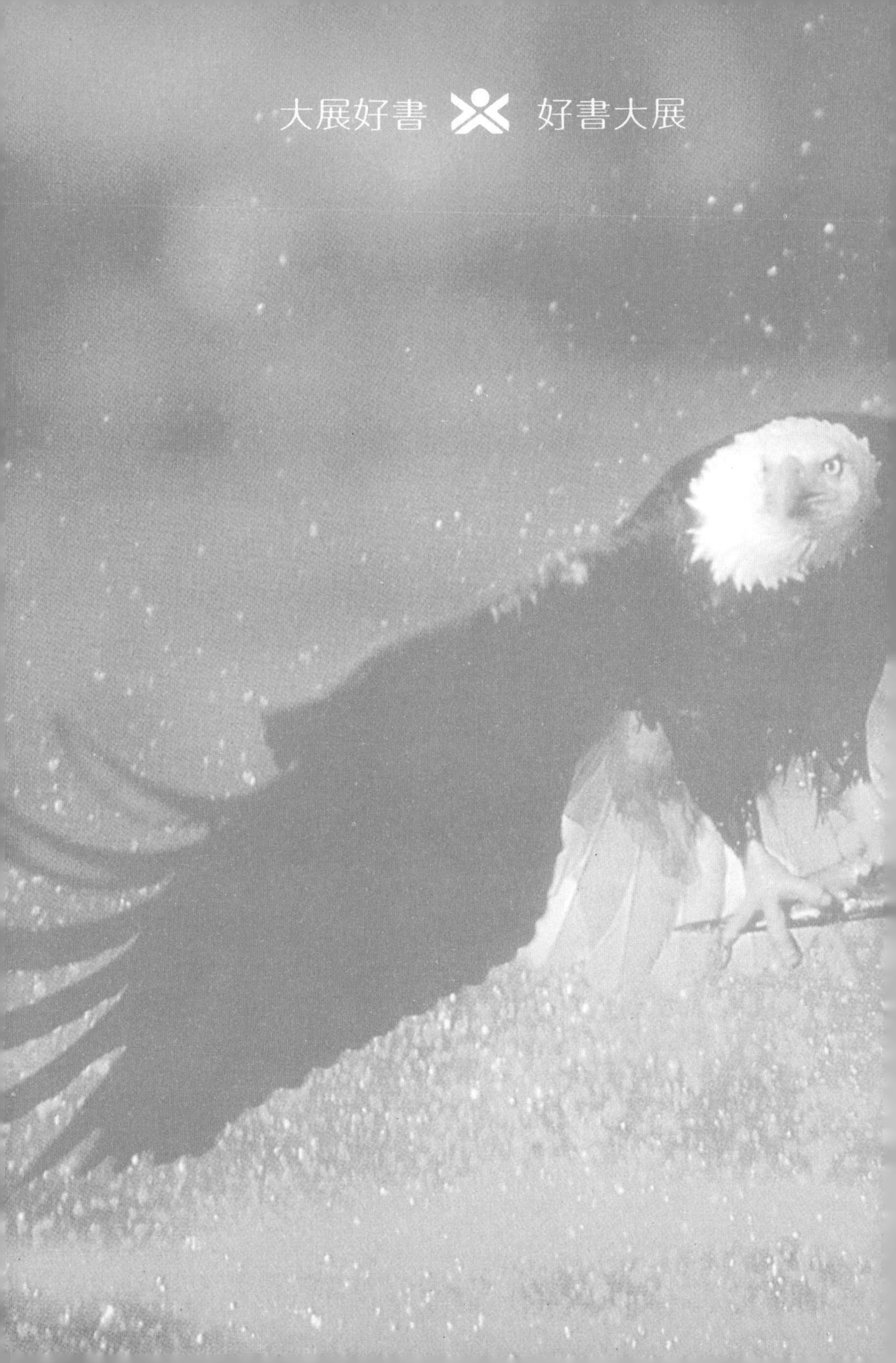
大展好書 好書大展